感情と看護

人とのかかわりを職業とすることの意味

武井麻子

シリーズ ケアをひらく

医学書院

感情と看護――人とのかかわりを職業とすることの意味―目次

序章●見えない看護師

序章●見えない看護師 006
1 看護の仕事 013
2 感情労働としての看護 029
3 看護師のイメージ 061
4 「共感」という神話 085
5 身体が語る言葉 099

6 看護における無意識のコミュニケーション 117
7 死との出会い 137
8 傷つく看護師、傷つける看護師 171
9 看護師という生き方 189
10 組織のなかの看護師 219
終章●看護の行方――251
［文献／注］ 266

ここに『女たちは、いま』（麻生九美ほか訳、晶文社刊）という本があります。もとは『Women』というタイトルで一九八七年に英国で出版された本ですが、大きな反響を呼び、フランスでもベストセラーとなったそうです。世界の女性たちへのインタビューをまとめたもので、二〇代から八〇代までの、二六〇名にのぼる女性たちが自分たちの生き方についてそれぞれに語っています。

この本に登場するのは、世界的に名を知られている作家をはじめ、会社社長やレストランの経営者、医師、カウンセラー、校長、作家、詩人、ジャーナリスト、編集者、写真家、女優、映画監督、プロデューサー、ニュースキャスター、銀行員、建築家、国会議員、裁判官、弁護士、ユダヤ教のラビ、学者、画家、ファッションデザイナーなどと、まさに多士済々です。世界ではこれほどさまざまな職業に女性が進出しているのかと、あらためて驚かされます。その多くは今をときめくキャリア・ウーマンたちですが、なかには修道女や主婦もいます。

ところがです。このなかには看護師が一人も入っていないのです。保育士や店員など、ほかの、いわゆる「女性の職業」についている人たちも見当たりません。いったいなぜなのでしょう。このことは訳者あとがきにもちょっと触れられていますが、この本を編集したナイム・アタラーが、もともとパレスチナ生まれの異邦人でありながら、英国で国際為替ディーラーとして成功し、その後出版関係の事業に乗り出したという、華々しいキャリアの持ち主だったことと関連しているのかもしれません。

とはいえ、あのナイチンゲールを生んだ英国です。一人くらい看護師が入っていてもよさそうなものです。そこにないということは、何を意味しているのでしょうか。英国社会では、看護師という職業は女性にとっての魅力あるキャリアと認められていないのでしょうか。それほど看護師の社会的評価や地位が低いのでしょうか。

たしかに英国では、ほかのヨーロッパの国々と同様、職業教育として看護教育がおこなわれてきた歴史が長く、病院が学校を経営し、そこで働く看護師を養成していたということがあります。そのため、わが国と同じく、アカデミックな学問としての看護学の発展は遅れて始まったのでした。米国からの影響を受け、看護教育の大学課程がつくられるようになったのは、七〇年代に入ってからのことですし、病院と看護の教育機関が完全に切り離されるようになったのは、一九八九年に「プロジェクト二〇〇〇」という看護の教育改革が開始されてからのことです。しかし、英国の看護師の臨床能力については世界的に見ても評価が高く、英国で資格をとった看護師は世界中で活躍しています。

とはいえ、そんな英国でも、このところ看護師になろうとする女性が減ってきているのは事実のようです。いずこも同じ少子化の影響で、一八歳人口が減ってきているということもありますが、そこに、サッチャー政権以来の医療福祉への予算の切り詰めという社会経済的要因が追い討ちをかけているのです。長らく国営でおこなわれてきた医療保健システム（ＮＨＳ）そのものの改革が進み、看護師を雇う予算も減っており、したがって将来に不安をもつ看護師も増えています。英国の助産学生のストレスについての研究では、ストレスの要因に就職難があげられていました。さらにこのところ、英国の経済が上向きとなり、好況ぶりを示していることが、ますます看護師になる人を減らす原因になっているようです。米国でも同様のことが起こっていて、看護師不足が深刻化していると聞きました。看護職以外にも良い就職先が増えたからです。

こうした社会経済的な理由のほかに、もうひとつ理由があるようです。それは、女性にとっての職業の選択肢が増えたこの時代だからこそ、保育士や看護師といった伝統的な「女性的な職業」は、かえって女性に人気がなくなっているのではないかということです。

*

わが国でも、かつては看護という職業の社会的評価は、あまり高くありませんでした。もともと女性が手に職をもつのは、家計を支えるためという理由がもっとも多かったのですが、なかでも人の身体に触り、「下の世話」をするような仕事に従事するのは、よほど困窮した家族の出か、人に奉仕することを天職と考えたとくべつな人というのが大方の見方だったのです。今でも、人々の意識の底にあるものはそう変わりはないように思います。職業を聞かれて「看護師です」と答えたときの人々の反応は、たいてい次のようなものです。まず一瞬ひるんで「えっ」という顔をします。そして、「それは大変なお仕事ですね」というか、さもなければ「えらいわねえ」と感心したようにいうのです。そのとき「なにを物好きに」とか「私ならとってもできないわ」といった言葉を飲み込んでいるのがわかります。

そもそも看護という仕事は、家庭のなかでは（主に女性の手で）家事の一部として通常おこなわれている仕事であり、その意味では誰にでもできる仕事です。そのため、医療のなかでも安上がりに済ませようと思えば済ませられる、単純な労働とみなされてきたのです。日本では制度上は中学を出れば、准看護師になれますし、それで十分だと考える医師が大半でした。今でも准看護師養成制度の廃止に日本の医師会は強固に反対しています。

これまでは、看護師になろうという人びとにとっても、看護という職業はひとつの職業という以上に、社会的な地位や経済的成功を意味するものではありませんでした。ましてや、知的探究心を満足させるためにこの職業を選ぶ人はほとんどいなかったといってよいでしょう。ところが、ここ数年、事態は大きく変わってきました。今や看護部長が病院の副院長となる時代です。労働条件も徐々に改善され、師長ともなれば、女性の職業としてはかなり良い報酬を得るようになってきています。

また、全国にたくさんの看護大学や大学院が設置され、受験生も増えています。けれども一般には、いまだに看護大学の存在すら知らない人も多く、「看護大学って何年いくの?」と聞く人もいます。そんな人に看護大学が、ほかの四年制大学となんら変わらないことを納得させるのにはたいへん苦労します。

一方、マスメディアの世界で紹介される看護師像は、あいも変わらず、人間の生と死のドラマの真っ只中で、苛酷な労働条件に耐え、献身的に働くしっかりものの看護師か、失敗ばかりしながらも、いつも明るくめげない看護師、ちょっとおっちょこちょいだけれどどこか憎めない看護師たちばかりです。いずれも、「人々に愛される看護師たち」というわけです。そこには「白衣の天使」という常套句がいまだに健在です。また、あるときは、男性が看護師の扮装をしてお笑いの対象にされたり、あるときはコミックやアダルトビデオのなかで人々の性的ファンタジーの対象となっています。

看護師という職業を知らない人はいません。ですが、その職業が現実にどのようなものなのかについてはほとんど正確には語られておらず、実際のところは知られていないのです。しかも、困ったことに看護師自身、自分がどういう存在であるのかをはっきりとはつかめていないことが多いように思います。そのため、多くの看護師が、自分は看護師には向いていないと思ったり、自分がやっているのは本当の看護ではないと悩んで、辞めていったりすることが起こっています。よく「燃え尽き《バーンアウト》」という言葉を聞きますが、現実にはとことん看護をやって燃え尽きたというより、本来の看護といえる仕事ができず、それ以外の瑣末なあれやこれやに疲れ、やりきれない思いで辞めていくというのが実情ではないでしょうか。

＊

看護のなかでもこれまでもっとも光の当てられてこなかった領域、それが感情の領域です。看護師として働くなかでどのような感情を体験しているのか、看護師も表立っては語ることがありませんでした。そこで、今回、看護という仕事の感情面について書こうと思い立ったのです。そして、『命のカルテ——アメリカのナースたちの声』(中井京子訳、集英社刊)という本を見つけました。その副題が示すとおり、この本は米国の看護師たちとのインタビューで構成されています。著者は、みずから一七年間看護師として働いた経験のあるエコー・ヘロンという作家です。

語られているのは、米国の第一線で働く看護師たちの体験です。米国という国の文化の多様性を反映して、信じられないような出来事がたくさん出てきます。わが国でもTVドラマ『ER』でお馴染みになりましたが、銃弾の音がひっきりなしに響いているようなダウンタウンの救急外来の様子は、田舎の精神科病院でしか働いたことのない私には想像を絶するものがありました。ほかにも、死刑執行のための薬剤を注入する手助けを依頼された男性看護師、ハリウッド映画の撮影現場で俳優たちの健康管理にあたる看護師、傷ついたイルカを治療する看護師などもいて、その具体的な体験のひとつひとつは、日本のごく普通の病院に勤務する看護師の体験とはかなり違っているかもしれません。けれども感情体験という側面から見ると、生や死、不安と葛藤、痛みや苦しみといった人間の本質にかかわるものすべてがあらわになるという点では、臨床の場はどこも同じだということがよくわかります。

そこで私は、この『命のカルテ』に記された看護師たちの語りを手がかりに、看護師の内面や、医療の現場で起こっているさまざまな現象に光を当て、その意味を考えていくことにしました。各章の冒頭に掲げた言葉はすべて、『命のカルテ』に登場する看護師たちのものです。

＊

ここで語ろうとすることは、看護師だけのことではありません。あらゆる対人サービスに携わる人々、つまり人とのかかわりを職業とする人々すべてに当てはまるのではないかと思います。また、介護の社会化がいわれる今日、家族や組織、コミュニティにおいての新たな人間関係を考えるうえでもなにかヒントになればと考えています。誰しも、いつかは誰かを世話し、介護する立場にたつ可能性があるのですから。

本書では、刊行当初、看護婦・士、准看護婦・士、補助看護者など、看護を職業とする人すべてを総称する名称として、「看護婦」という言葉を用いていました。看護職には女性が圧倒的多数であるという事実と、看護を「女性の職業」と見なす社会の風潮、そこにあるジェンダー・アイデンティティの問題といったことが、本書の論点の一つだったからです。

その後、法律的にも看護婦／看護士という名称は廃止され、「看護師」に統一されました。そこで本書でも第七刷より原則として看護師という呼び名に変更し、保健婦は「保健師」、助産婦は「助産師」としました。けれども、女性の看護職者を念頭においているということは変わりません。他の文献から引用した文章については悩みましたが、あえて本文中は看護師に変えさせていただきました。ただし、文献のタイトルには変更は加えていません。

ただ、患者さんが会話のなかで「看護婦さん」と呼ぶときには、あるニュアンスが含まれていて、「看護師さん」と呼ぶのにはまだ違和感があります。「看護婦さんごっこ」などもそうです。また、「従軍看護婦」という言葉も、「従軍看護師」としてしまうと、そこに含まれるジェンダーの問題としての性質が失われてしまうように思います。そこで、そうしたところでは、看護婦という名称をそのまま用いることにしました。このように、まだ十分整理されたわけではありませんし、言葉に含まれるさまざまな問題を、たんに名称変更で片付けるわけにもいきません。今後、ていねいに検討していかなければならないでしょう。

また、本文のなかには当初「精神分裂病」という疾患名が出てきていましたが、これも二〇〇二年に日本精神神経学会で「統合失調症」と名称変更されることになりました。そこで本書でも第七刷より、そのように変更いたしました。

なお、本書に登場する患者や看護師たちのほとんどは、私が自分の臨床での体験や、教員・研究者として出会った幾人もの人びとを参考に、私がつくり出した人物であることをお断りしておきます。（二〇〇四年八月）

1 | 看護の仕事

長い間にずいぶん変化がありましたね。女性の役割が強く明確なものになっていくにつれて、看護師としてのわたしの役割も明確になっていった。もっと進歩しなければならないことがまだまだたくさんあるけれど、それでも看護師は酷使される侍女のような介添え役から自立したプロフェッショナルという立場に変貌を遂げた。でも、今は……。

ナンシー・D

「一日看護体験」という催しがあります。毎年五月の「看護の日」に、高校生や一般の人が病院におもむき、看護師の仕事をやってみるというものです。看護大学の受験生に聞くと、高校生のうちにこれに参加したという人がけっこういます。やることは患者さんの身の回りのお世話が中心のようです。足元のおぼつかない患者さんをトイレまで付き添ったり、枕元のお花の水を取り替えたり、爪を切ってあげたり、車椅子を押して散歩したり、ときには食事の介助や足浴をしたり、清拭や洗髪をしたりすることもあるようです。

看護という仕事の原点は、こうした日常生活上のこまごまとしたお世話にあります。ナイチンゲールがクリミア戦争時、傷つき病んだ兵士たちに献身的におこなった看護は、こうした世話が中心でした。そうして、兵士たちの環境をより健全なものにし、自然の治癒力を高めたのでした。

現在、こうした業務は看護師の手を離れ、介護福祉士や補助看護者など、ほかの職種やボランティアの手にゆだねられる傾向にあります。医療が高度化し、より重症度の高い患者の治療にかかわるようになった看護師は、医師からの指示を受けてのさまざまな医療処置や検査、モニターのチェック、与薬といった業務に追われて、身の回りの世話まで手が回らないといった状況なのです。

学生たちも基礎実習のときには、こうした日常的な身の回りの世話を懸命におこないますが、学年が上がるごとに自分の手を使っての日常生活のケアよりも、医療にかかわる技術的なケアや記録などに目を奪われ、こちらのほうを専門的技術と見なす傾向が出てきます。

けれども、誰が担当するにせよ、患者は三度三度の食事をしなければなりません。自分で自分のことができない患者には、介助して食べさせ、水を飲ませ、排泄させ、入浴させ、洗面させ（男性ならば髭を剃り）、歯磨きさせ、洗髪し、爪を切り、着替えさせ、ベッドメイキングし、必要ならば洗濯や身の回りの整理を手伝い、買い物や散歩に連れて行く人が必要です。

これらは、家庭でいえば家事にあたる仕事です。毎日決まって誰かがおこなわなければならないことで、生活の質を決定づける、本来は大事な仕事です。にもかかわらず、これが看護師の仕事としては二の次にされていくのはなぜなのでしょうか。

介助が必要な患者相手の身の回りの世話は、煩雑で時間がかかります。一度にあれやこれや片付けなければならないこともありますし、ときには嫌がるのをなだめすかしながらの格闘となることもあります。

また、家事と同じで、やろうと思えばやることは限りなくありますから、時間の予測がつきません。「一度やりましたから、もういいです」とはいえないのです。繰り返し何度もやらなければならないことばかりですし、終わりということがありません。しかも、こうしたケアはやって当たり前で、やったからといってとくべつに評価されることもないのです。入浴してもしなくても、洗髪してもしなくても入院料は変わりません。まさにシャドウ・ワーク[★1]です。

そのため、看護師は日常生活援助の仕事に、ほかの仕事ほどの価値を見出せなくなっています。とくに看護の資格がなくてもできる仕事のように見えることが、それに拍車をかけます。しかも、これだけが仕事ならともかく、ほかにもさまざまな仕事が詰まっていて、すべて手際よくこなさなければならないときに、このような仕事に意味を見出し、意欲をもってやりつづけるのは、看護師にとってはかなり難しいことなのです。ですから、できるだけ能率的に済ましてしまおうという発想になっても不思議はありません。老人ホームなどで入浴が機械的に流れ作業でおこなわれているとよく批判されますが、それは一人ひとりのお年寄りにとって入浴にどのような意味があるかを考えることなく、入浴がやらなければならない業務の一部となってしまっているからです。おまけに一人ひとりを好きな時間にゆっくりと入浴させることができるだけの、スタッフも設備も十分とはいえません。

看護の技術

看護師の仕事といって次にイメージされるのは、包帯を巻いたり、消毒したりなどの簡単な医療処置でしょう。子どものころ、「看護婦さんごっこ」といえば、人形相手に「お熱を計って見ましょうね」と体温計を脇にはさんでみたり、手や足に包帯を巻いたりするものでした。

看護学生にとって自分の聴診器を持つのは、たいへんうれしいことのようです。医療職のはしくれになったような気がするからでしょうか。なかには、看護師が聴診器を使うことなどめったにない精神科実習でも、聴診器をポケットに入れている学生がいます。なんだかお守りのようです。

ところで、今は昔と比べてさまざまな医療機器・器具が増え、看護師に必要とされる技術は、かなり様変わりしてきました。私が勤めていたところは田舎の精神科病院でしたから、設備の貧弱なことこの上なく、勤めはじめた昭和五〇年代にはガラスの注射器やピンセット、ガーゼなどの煮沸消毒はもとより、綿棒づくりまで看護師が病棟でやっていました。既製品の綿棒しか見たことのない今の学生に話すと、目を丸くするのですが、ごく少量の脱脂綿を薄く延ばして金属の棒に巻きつけるのです。棒の先には細い溝がらせん状に彫ってあり、綿がすっぽりと抜け落ちないようになっているのですが、十分薄くしなければうまく金属棒に巻きつかず、大きなゴロゴロした塊になって、いざ使おうというときにポロリと綿が落ちてしまいます。かといって薄くしすぎると肝心の役に立ちません。かたちの整った綿棒をつくるのには、手先の器用さと熟練とが必要なのです。

忙しい業務の合間の空いた時間には、病棟で洗って乾かした包帯を巻いたものでした。これにもコツがあり、先輩看護師が手のひらで滑らせると、おもしろいようにきれいに巻き取られていくのに、私がやるといつもグズグズになってしまい、ため息が出ました。ときには患者も交えて包帯巻きをしましたが、こうした手作業をしながら、先輩看護師の経験談に耳を傾けるのも、楽しいことでした。

病棟ではちょっとした検査もおこなっていました。血液沈降速度（血沈）の測定もそのひとつでしたが、血液をピペットで吸い上げる場合には下手をすると血液が自分の口に入ることになるので、おっかなびっくりでした。ＡＩＤＳの感染のおそれなどなかった時代の話です。

ひょんなことで看護師になった私ですが、こうした技を磨くことのおもしろさに目覚め、けっこう看護師の仕事もおもしろいと思うようになりました。とくに得意だったのは採血でした。外からは見えない血管に、触覚だけを頼りにいっぺんで注射針を入れることができたときには、なんともいえない快感がありました。血管をさぐる指先の微妙な感覚に全神経を集中させ、針先に込める力のぐあいをこれまた微妙に調節するのです。よく、学校出たての若い医師より年季の入った看護師のほうが注射や採血が上手で、得意になって教えたり、代わってやってあげたりしていますが、まさに腕の見せ所といった感じです。

褥創の処置にも凝りました。壊死した部分をていねいに切り取り、きれいに消毒し、毎日毎日、少しずつ増殖してくる肉芽の様子を観察するのです。科学者を目指した私のこだわりの性向が肉芽といっしょに芽を出しました。

けれど、時代が変わると褥創の処置の仕方も変わってきました。当時は乾かすことが良しとされていて、傷口をお日様に当てたりしていましたが、最近は適度な湿気が必要とされているようです。また、いろいろと便利な既製の看護用品や医療用器具が出回ったおかげで、最近ではこうした手工業的な技を発揮する場面が少なくなり、そのぶん、熟練ということの意味も変わってきているようです。

今の医療機器の進化の速度は、新設看護大学の設備でさえ、あっという間に古びさせてしまいます。看護師は、つぎつぎと導入される新しい医療機械・器具の操作や管理の技術にいちはやく習熟しなければなりません。いまやデータの処理や記録にコンピュータが使えないようでは、仕事にならない時代です。米国の大学病院の精神科で研修したときにも、大学院出の看護師がＭＲＩ（磁気共鳴映像法）の画像診断をしていると聞かされ、驚きました。これでは小さなドクターです。

また、こうした技術は若い人のほうが器用で、飲み込みも早いものです。精神保健看護学が専門の私も、毎年一度は総合実習の指導のために一般病棟に出向くのですが、学生たちがベッドサイドの精密機械をやすやすと使いこなしているのを見ると、つくづく感心してしまいます。こうした様子を見ていると、いまや看護師にとって経験年数が必ずしも有用さの尺度にならなくなってきていることを実感します。このことは年功序列のはっきりしていた看護組織のなかで、微妙な影を落としているのではないでしょうか。

実習室の技術と現場の技術

学校で教えている看護技術は、清拭にせよ採血にせよ、実験室的な技術でしかありません。そこで最近は演習にリアリティをもたせるために、本物そっくりにつくられたモデル人形が考案されて、基本技術をしっかり練習することができるようになっています。

ところが、現場で実際にこうした技術を使う段になって悟るのは、なにより相手が人間だということです。モデル人形は泣いたり、痛がったりしませんが、現実の患者は泣き喚いたり、動き回ったりします。そして、人間の身体の構造は実に多様性に富んでいるのです。体位交換をするにも、太った人とやせた人とでは、同じようにはいきません。意識のない人の手足は意識のある人の手足より、なぜか重く感じられます。おまけに点滴のチューブやモニターのラインがいくつも付いている場合には、うかつには動かせません。お年寄りのなかには、腕を少し強くひっぱっただけでポキッと骨折してしまう人もいます。極小未熟児のケアをするときはちょっと動かしただけで呼吸が止まってしまうのではと不安になります。

あるとき、高齢の患者を受け持って初めて清拭をした学生が興奮してこういいました。「タオルで身体を拭こうとしたら、皮が動くんです。骨のうえをすべるんですよ!」。

たしかに学生たちの肌ははちきれんばかりです。ところが病み衰えたお年寄りの肌はたるんでいて、タオルでこすると「皮が動いてしまう!」のです。きちんと拭くには、片方の手でしっかり押さえながら皮膚を伸ばすようにしてタオルを動かさなければなりません。この学生はいいました。「私にはお年寄りは『エイリアン』です」。

実習室での技術と現場の技術の違いの二番目は、どのような状況でその技術を使うのか、というような文脈《コンテクスト》をほとんど考慮していないということです。たとえば、演習では突然の緊急事態などを想定することは滅多にありません。現場で救急処置をおこなう場合には、技術よりも何よりも精神統一が必要です。あせってしまうと、頭と手足がつながらず、ただおろおろするばかりで、せっかくの技術も生かせません。

ところが、経験を積み、何度もこうした事態を潜り抜けるうちに、看護師は変わってきます。緊急事態のときこそ、看護師の真価が問われると感じるようになるのです。不謹慎と思われるかもしれませんが、緊急事態が発生すると、「待ってました」とばかりに妙に張り切ってしまうところがあります。身体中にアドレナリンが駆けめぐり、自動操縦モードに切り替わります。★2 精神科などでは、ふだん変わりばえのしない日常生活の援助が中心の業務ばかりやっていると、こんなときでなければ看護師としての本当の出番がないように感じてしまうのです。慢性疾患の患者を担当している看護師にもそういうところがあるのではないでしょうか。

ちょっと横道

■看護教育には茶道がいちばん？

自分が採血や血圧測定などをしてもらう側になるとよくわかるのですが、握った手の感触から看護師の人となりが伝わってきて、安心できる人と、がさつな感じがして安心できない人がいます。動作には、そのときの気分だけでなく、その人の性格までもがあらわれるのです。車の運転ぶりに性格があらわれるのと同じことかもしれません。

最近、日本赤十字社の古い資料を読んでいて、むかしは看護教育のなかで茶道や華道が正規の科目として教えられていたことを知りました。礼儀作法を教え込むためのものだったのかもしれませんが、学生時代にちょっと茶道をかじった経験から、これはあんがい看護の基礎教育に向いているように思いました。というのも、茶道にはきびしい作法というものがありますが、それはただの決まりごとではなく、やってみるとたいへん合理的なものなのです。作法にかなっている動きは、無駄がなく、しかも美しいのです。ところが、作法どおりにやろうとしても、誰もが同じようにはできません。同じ人でも一回一回違うのです。身体の動きに、一人ひとりの性格やそのときの気分がおどろくほど正直に出てしまうからです。

やりはじめてまもなく、私は自分のそそっかしさが動作に出てしまうことに気づきました。気持ちが落ち着いていないので、身体の部分部分がバラバラに動き、肝心の指先まで神経が行き届かないのです。落ち着いている人は流れるような動作でお点前ができるのに、私がやるとやたらとうるさい音ばかりしてお茶がきめ細かに泡立ちません。けれども何回かお稽古を繰り返すうちに、まずは気持ちを落ち着かせる必要があるとわかるようになり、ようやく少しずつ泡立ちもよくなってきました。そうなると、お点前をしていると静かな気持ちになれるという逆のことが起こってきたのです。

たぶん茶道だけではなく、華道や書道など、いわゆる「動く禅」といわれるものはすべて、精神と身体と行為とがひとつに結びついた技を要求するものなのでしょう。最近、精神科の治療にも取り入れられているダンス／ムーブメント・セラピーなども同じ原理なのかもしれません。……………………………■

また、患者との関係は技術に微妙に影響を及ぼします。相手がこちらを信頼してくれれば、何をやるにもお互いにリラックスして、うまくやれます。ところが相手が不安で緊張していると、こちらまでが緊張して神経質になってしまい、そんなときに限って失敗するのです。

前に述べたように、私は採血が得意だと思っていましたが、一度だけ本当に困ったことがありました。薬物依存で入院していた中年の女性患者の採血をしなければならなかったのですが、長年、覚醒剤の注射を打っていたせいで血管壁がガチガチに硬くなっており、針が通らないのです。そんなことは初めてでした。しかも、相手はいわゆる極道の妻で、へたをすると怒り出すのではないかと、注射器を持つ手が緊張で震えました。こわごわ刺すものですから、なおさら針先が血管壁をつき抜けません。なんども突き刺しているうちに、患者が「しょうがないわねえ。こうするのよ」といって、やにわに私の手から注射器をもぎとり、自分で自分の血管に突き刺したのです。見事なものでした。それこそ長年の熟練の技だったのでした。

看護師の見えない仕事……状況を読む技術

新しく身につけた技術は使ってみたいと思うのが人間の性《さが》ですが、いくら身に付けた技術といえども、使えばよいというものではありません。状況によっては、使わないほうがよい場合もあります。

たとえば検査や治療にしても、その日その日で体調や気分が違い、嫌がる人もいます。うつ状態で食事を拒否する患者もいます。そんなとき、どうすれば検査できるか、食べるようになるかは単に技術の問題ではありません。無理やり検査したり、点滴をするより、なぜ今日はだめなのか、どうしてそれほどまでに嫌がるのかを考えながら待つことも必要なのです。

また、患者が痛みを訴えるときにすぐに指示の痛み止めを与えるべきか、様子を見て話を聞いてあげるだけで済む人なのか、それとも医師に連絡してべつの指示を得る必要があるのか、といった状況判断を看護師はしなければなりません。そのときの対応いかんで、ますます患者のいらだちを募らせ、関係をこじらせてしまうこともあります。この状況判断そのものが看護技術のひとつなのです。

患者の状態を医師に報告するときにも、いつ、どのようなときにすべきかといった判断もまた、かなり熟練を要する看護技術のひとつです。場合によっては、医師の考え方や気質だけでなく、スケジュールの都合や医師どうしの間柄を知っておかなければならないときもあります。

こうした「状況を読む」という技術は、臨床の場ではたいへん重要なものです。常にこれまでのことを頭に入れたうえで、先を見越していなければなりません。あらゆる条件を考慮に入れて、いつ、どんなとき、何をどのようにすればよいのか、その状況や文脈に応じて瞬時のうちに判断しなければならないのです。

しかも、こうした状況判断が難しいのは、そこに自分の感情がからんでくるという点です。必要な検査や治療を拒む患者に対して苛立ちや無力感を感じると、無理やりにでもやってしまいたくなります。こころに余裕がないときには、患者の状態を見て判断するより、さっさと済ませてしまいたくなります。医師への報告も、適切な指示をもらうためというよりは、看護師がいかに苦労しているか、いかに不安でいるかを医師に知ってもらいたくてということもあります。そんなわけですから、報告する相手が気持ちを汲んでくれる医師か、それだけの余裕が今あるかどうかも重要な判断材料なのです。

こうした技術は実習室ではまず学べません。いくら仮想の患者を想定したところで、現実の複雑さを百パーセント再現するのは不可能です。ロールプレイを用いたとしてもです。演習では、その患者の年齢や病状以外のことまで、勘定にいれる必要はないからです。実習でも受け持ち患者個人を見ていればよいことが多く、患者をとりまく病棟のさまざまな状況を考慮に入れることまでは期待されていません。

ですから、卒業したての新人看護師は「状況を読む」というトレーニングを積んでいないうえに、その場の状況というものにそもそもなじんでいませんから、これでつまずくことが多いのです。教習所のなかだけで車の運転を習った人が、いきなり高速道路や渋滞する都心の幹線道路でスポーツカーを運転しなさいといわれるのと同じです。わけのわからないままに感情的に反応してしまい、状況を読むどころではありません。そのためにたくさんのマニュアルがつくられているのですが、臨床の場では患者もスタッフもそれぞれ違った反応を示しますし、マニュアルを見ても次に何が起こるかは読めないことが多いのです。

そこで、看護師はいつも警戒怠りなくしていなければなりません。無意識のうちにアンテナを張りめぐらせているのです。これは理性とはべつの、目に見えない看護の仕事です。頭で考えているようでは遅いのです。必要なときに必ずそこにいること。それが良い看護師の条件です。中井久夫はサリヴァンが治療者に必要な特性として使ったalertnessという言葉に「アンテナ感覚」★3という訳語を当てていますが、看護師にもこれが求められるのです。私自身、どれほど知らず知らずのうちに神経を張り詰めていたのかに、現場を離れてはじめて気がつきました。病院で働いているときには、慢性的に眠りが浅く、熟睡できない性質《たち》だと思っていました。それが現場から離れたとたん寝つきが良くなったので、仕事のせいだったのだとわかったのです。当直のときに仮眠をとるため、たいへん耳ざとくなり、眠っていてもいつも緊張していたのでした。

看護らしい仕事としての「こころの看護」

大学院生に進学の動機をたずねると、臨床で「本当の看護」が見えなくなったからとか、「看護らしい仕事」ができなくて、という答えがよく返ってきます。では、いったい彼女たちの考える「看護らしい仕事」というのはどんな仕事なのでしょうか。

彼女たちのイメージする「看護らしい仕事」とは、前に述べたような医療器具の操作や処置に習熟することでも、緊急事態での自動操縦モードの働きでもないようです。かといって日常生活のお世話とも違っているようです。

彼女たちに人気のあるのは「こころの看護」です。患者のそばでじっくりと親身になって話を聞き、助けになるというようなイメージです。最近、内科や外科から精神科へ移ってくる看護師が増えているのですが、それも「こころの看護」をしたくてという人が多いのです。

けれども、実際に精神科に来てみれば、毎日の仕事の大半は、日常生活のこまごまとしたお世話やルチーンの業務ばかりです。ゆっくり患者の話に耳を傾けるどころか、「ちょっと待って」と繰り返しているうちに一日が過ぎていくということもめずらしくありません。「『こころの看護』をしたくて精神科に来たのに、『こころの看護』はどこにあるの？」というわけです。

ある大学院生が精神科病棟で実習していたときのことですが、患者たちとデイルームでおしゃべりをしていたところ、「ナースステーションに戻って記録しなくていいの？」と心配してくれた患者がいたそうです。その患者は、看護師の仕事は記録を書くことだと理解していたのでしょう。最近の看護の傾向をよくつかんでいます。

私もソーシャルワーカーの仕事をするようになってから「仕事をしていない」とよく患者にいわれました。患者が気楽に話しかけてきやすいようにと思って、デイルームでぼんやり新聞を読んだりテレビを眺めたりしていたからです。ある患者は「お前はいいよなあ。仕事しないで、そこで一日新聞読んでりゃいいんだから」といったものです。患者たちにそんな嫌味をいわれるのも仕事だと私は思っているのですが、なかなかそうは理解してもらえません。患者にしてみれば、面接したり、書類を書いたりするのがワーカーの仕事だと思っていたのでしょう。

看護師でいたときには、病棟でゆっくり新聞を読んで過ごすなどということはもっと難しかったように思います。どういうわけか看護師はみんな忙しそうに立ち働いていました。忙しそうにしていなければ、叱られるような雰囲気があったのです。もちろん、実際にやらなければならならない仕事も多かったのは事実ですが、かなり意図的に忙しくしていたと思います。なぜなら、暇ができても、患者のところに行くより、薬の棚を整理したり、消毒トレイを磨いたり、いらなくなった紙でメモをつくったり、わざわざ仕事を探し出してやっていたからです。そういう仕事をしていればサボっているとは思われませんが、なぜか患者のところで話し込んでいると、サボっていると思われるのです。

実際、執拗な患者の訴えは適当に「さばく」のが看護師の技と考えられているふしがあります。たしかに業務に追われる毎日のなかでは、無理もないことかもしれませんが、はっきりいって、患者の悩みや不安につきあうより、忙しくしているほうが気楽なのは事実です。だからといって、そのことを責めるだけでは問題は解決しません。患者の悩みや不安につきあうことが、看護師にとって相当、重荷になるという事実をこそ、問題にしなければならないのです。患者との毎日の関係のなかで看護師がいったいどんな体験をしているのか、そして、なぜそれがそんなにも重荷になるのかを考えなければなりません。

●看護について語ることの難しさ

『命のカルテ』には米国の看護師たちの赤裸々な証言の数々が載せられています。ヘロンがこの本を出版しようと思ったのは、経済主導のかたちで推し進められているマネジド・ケアによって、看護師たちが自分の納得のいく看護をおこなえなくなっているという現状をなんとかして伝えたいと思ったからでした。

彼女は、〝ナースの物語〟を交互に語るグループに出席しているときに、この本の構想を得たのですが、それを本にするのは簡単な仕事だと初めは思っていたそうです。ところが、実際に看護雑誌や新聞、インターネットなどでインタビューの呼びかけを始めてみると、まともな返事がほとんど返ってこなかったというのです。各地の病院に広告を送れば、〝問題の広告〟に返答した看護師は停職処分にするという警告が貼り出されたこともあったそうです。

インタビューへの応答がなかったのは、現場での真実を暴き立てると自分の首が危うくなるのではと看護師たちが恐れたからでした。なかには、病院の経営側に目撃されることを恐れて、カツラとサングラスで変装して、人里はなれた駐車場でのインタビューになったこともあったそうです。さらにインタビューに成功しても、その内容が活字になることを同意したのは、その一部にすぎなかったそうです。看護師が自分の仕事を語ることへの障壁は、ますます越えがたいものになっているようです。

看護師をとりまく問題としては、労働条件の厳しさ、人手不足、交代勤務のつらさなどがよく取り上げられます。たしかにこれらも解決しなければならない重要な問題には違いありませんが、たいていの看護師はこうした問題を承知で看護の仕事を選んでいます。大変だからこそ挑戦してみようという気持ちもないわけではありません。

こうした誰の目にも明らかな問題以上に、看護師を悩ませている問題があります。それが本書で見ていこうとする看護師自身が日々体験している感情の問題です。患者との関係、同僚との関係、医師との関係、自分の家族との関係のなかで、看護師は日々葛藤しながら働いています。看護師が辞めていくのは、感情的に限界に達したと思ったときです。

みずからの感情を語ることは、ある意味で看護師としての「恥」をさらすことのように感じられるかもしれません。逆に、おおっぴらに語るにはあまりにもくだらなく思えることもあります。けれども、感情の問題をくだらないと感じることから問題にしなければなりません。それは、看護師が人間として大事にされていないということでもあります。

看護師が人間として大事にされなければ、患者を人間として大事にすることはできません。「看護らしい仕事」や「本当の看護」ができなくなるのです。最近しばしば新聞をにぎわせている医療事故や看護師による犯罪にしても、その裏側には軽んじられ、無視されてきた感情が、語られないままに渦まいているのではないでしょうか。

2 | 感情労働としての看護

勇敢な表情を顔に貼りつけること。ぼく自身の本質とはかけ離れた仕事を続けるためには、〝もうひとりの自分〟を演じなければならない。なにしろ、〝現実〟のぼくは、そばで誰かが鼻血を出しただけで気持ちが悪くなってしまうのだから。

アーサー・B

数年前のことになりますが、朝日新聞の読書欄を読んでいて興味深い文章に出会いました。それは、当時大ヒットしたアニメ映画『もののけ姫』を扱ったある雑誌の特集についての記事（切通理作、朝日新聞、一九九七年九月六日夕刊）でした。その特集のなかで、洞のなかで少年アシタカが少女サンに看病されるシーンについてこう書かれているというのです。

サンが今の時代の看護師みたいにただ付き添っていたのが不満。毛皮にアシタカを寝かせ、中にサンがいっしょに入って体と心を癒す、野生のおおかみみたいなエロティシズムがあってもいいじゃないか。［中略］

そこでこの記事の筆者はこう続けます。

思わずヒザを打った。私が見たかったのは〈自然と人間〉という高尚なテーマではなく、少年と少女の健康なエロティシズムだったのだ。

エロティシズムうんぬんについてはまた後で論じることにしますが、ここで気になるのは、「今の時代の看護師みたいにただ付き添っていた」という箇所です。「今の時代の看護師」はこんなふうに見られているのでしょうか。もしそうだとしたら、それは患者にとってだけでなく、看護師にとってもたいへん不幸なことといわなければなりません。というのも、それは看護師が「ただ付き添っている」ように見えるとき、どんな働きをしているのか、それは他の誰にもわかっていないということだからです。

もちろん、とくべつ心配することの何もない状況で、ただルティーンとして医師の診察の場に同席しているだけ、というような場面もあるでしょう。でも、そんなときですら、看護師には一種の気配りや気働きが求められています。前の章で述べた、一種の「アンテナ感覚 alertness」を働かせているのです。部屋は寒くはないか、患者が不安がったり、困ったりしてはいないか、次に必要な物品は揃っているか、医師が今必要としているのは何か、自分は次にどのように動けばよいか、などを注意深く見ていて、直感的に把握しなければなりません。しかも、いつ他の看護師が医師に何かの指示をもらいに来たり、ほかの患者が医師に聞きたいことがあるといって来たりするかもしれません。そんなときには、診察の邪魔にならないよう、優先順位を考えて適当に処理しなければなりません。これが上手にできないと「気が利かない看護師」ということになってしまいます。つまり、気働きは看護師の仕事の重要な部分なのです。

けれども、こうした気働きの部分は傍目にはわかりません。本質的に見えない仕事なのです。というのも、そうした気働きはできるだけ目立たないようにさりげなくやることが条件なのですから。気働きはあって当たり前で、それが欠けているときにだけ、「気が利かない」「思いやりがない」という形で、気づかれるのです。

気働きとケアリング

「気働き」という日常語にはなんだか古めかしい響きがあり、老舗の旅館の女中さんといったイメージを連想してしまいます。最近ではどこでもあまり聞かなくなっているように思います。看護の大学や専門学校でも、「気働き」ということについてわざわざ講義で教えているところはたぶんないのではないでしょうか。けれども、実習の場ではしょっちゅうそれに似たことを学生に要求しているに違いありません。「最近の学生たちはマニュアル志向で、マニュアルがなければ何もできない」という嘆きを教員や現場の指導者からよく聞きますが、これは、指示されなくても（気を利かせて）動くという気働きが下手だということを意味しています。

「気働き」という日本語ならではの表現がすたれるにつれて、それに代わって看護の世界に登場してきたのが「ケアリング」という言葉です。私もだいぶ以前から看護の雑誌や書物のなかでよく見かけるこの言葉が気にはなっていたのですが、看護すること＝ケアすることと単純に思い込んでいたので、どうしてわざわざケアリングというのだろうと不思議で仕方ありませんでした。それについて書かれたものを何度読んでも、看護にとって当たり前のことをいっているだけのようにも思われました。それがほかならぬ「気働き」

のことを指すということにはたと気がついたのは、スミスの『感情労働としての看護』[★1]という本を翻訳していたときのことでした。そこでは、ケアという言葉はもっぱら「思いやること」「関心を示すこと」といった意味で使われていたのです。

それからベナーらの本[★2]では、ケアリングという言葉が「気づかい」と訳され、看護にとって第一義的なものであると見なされていることを知りました。彼女たちは、気づかい＝ケアリングとは「人が何かにつなぎとめられていること」「何かを大事に思うこと」をあらわす言葉であり、「思考と感情と行為を区別せず、人間の知の働きと存在《いきかた》を一体的に表現する言葉」であると述べています。

ですから、ケアとは清拭やガーゼ交換といった具体的な行為を指すわけではありません。モーニング・ケアという言葉も、言葉本来の意味からいえば単なるベッドまわりの整理整頓を指すものではありません。そこに気づかいがなければ、ケアと呼ぶべきではないのです。精神科で実習する学生が、よく「精神科ではとくべつケアがないから困る」というのを聞きますが、これはとんでもない間違いだということになります。関心を寄せ、気をつかい、コミュニケートすること、こころのつながりをもとうと努力すること、状況に巻き込まれ関与すること、それがケアだとすれば、精神科の看護はケアそのものだからです。よく精神看護では、何かすることdoingより、そこに存在することbeingが大事だといいますが、まさに患者が必要とするときにそばにいて、何かを感じ取っていることがいちばんのケアだといえるでしょう。つまり、ケアというものは本来、目に見えないものであり、見えるとしても、スミスが言うようにさりげないちょっとした思いやりのしぐさや言葉で示されることが多いのです。

もっとも、患者にとって何がもっともふさわしいケア＝気づかいになるかは、その状況にもよります。救急場面でただ「そこに存在すること」だけでは当然ながら十分ではありません。そこではすばやく確実な技術を提供することこそが、最高の気づかいになります。もちろんそうした状況のもとでも、患者の不安に対する配慮が必要なことはいうまでもありません。

こうした気づかいとしてのケアが看護にとって第一義的なものであるとしても、それは思うほど簡単なものではありません。たとえば、煩雑な業務に追われていれば、ちょっとした思いやりのしぐさを示したり、言葉をかけたりすることさえ、おっくうになります。また、患者に関心をもち、深くかかわろうとすれば、看護師の内面にさまざまな感情がひき起こされます。ときには、それがストレスや不安につながることがあります。バーンアウトといわれる現象は、こうしたことと無関係ではないはずです。こうした影響を無視して、ただ看護師に気づかいを求めるだけでは、看護師にいたずらに犠牲を強いることになりかねません。ベナーらがいうように、気づかいが「思考と感情と行為」が分かちがたく結びついたものだとすれば、この三者がどのように結びついているのかを明らかにする必要があります。それなしにはケアの質を高めることはできません。

仕事と感情

ある種の仕事には感情が不可欠の要素となっています。私は看護師の資格をとろうと決意する前、保育園で働いていたことがあるのですが、そこでの子どもとのかかわりにはさまざまな感情があふれていました。

初めは給食の手伝いとして保育園に入ったのですが、その初日のことでした。お昼休みになって、子どもたちのお昼寝のしたくと布団の上げ下げを手伝うようにいわれたのです。私としては大学を休学して初めての社会体験で、慣れない仕事にかなり緊張し疲れていたので、調理以外の仕事をいいつけられて、いささかむっとしていました。
そんな気持ちを引きずりながら子どもたちの部屋に入ったとき、いきなり一人の子どもが私を指さして「アッ、怪獣だ!」と叫んだのです。その瞬間、私は子どもたちのファンタジーの世界に引きずり込まれ、あっという間に怪獣にされてしまいました。けれども、そのときは予想もしていなかったことで、すぐには彼らの空想とエネルギーに同調することができませんでした。今から考えれば、その子どもはそのときの私にどこか異質のエイリアンを感じ取ったのではないかと思います。

その後、別の保育園で保育士として二歳児のクラスを受け持つことになりました。そこで、こんなことがあったのです。

保育時間は五時までとなっていたので、五時になると親たちがお迎えにきて、いっせいに子どもたちは自宅に帰っていきます。ところが私が勤めていた保育園では七時まで延長が認められていたので、五時を過ぎてからお迎えにくる親たちも何人かいました。一人、二人と子どもが帰っていき、七時近くになって、とうとう一人だけ男の子が残ってしまいました。

二歳になったばかりのわりにはこまっしゃくれた愛嬌のある子でした。その子がいよいよ一人っきりになったとき、椅子に座っていた私の膝の上によじ登ってきて、首にかじりついてこういったのです。「せんせい、ボクさびしいんだよ」。

とても二歳の子どものいうセリフではありません。おかしいやらいとおしいやらで、思わず笑って抱きしめてしまいました。ところが、まもなくお母さんがお迎えにいらしたのです。すると、その子はするすると私の膝からすべり下り、お母さんと手をつないだかと思うと、こちらを向いて片手を挙げ「どうもーっ」と、これまた大人のような挨拶をして帰っていったのでした。私は、これまたおかしいやらさびしいやら複雑な思いで取り残されてしまいました。

また、こんなこともありました。ある朝、ひとりの男の子が、送ってきたお母さんが行ってしまったのに、泣き続けていました。年齢的にはクラスでもいちばんのおチビさんでしたが、なかなか賢く、しかもなかなか人になじまない、ちょっと難しい子どもでした。いつもは背中におぶうとおとなしくなるのに、そのときはおぶわれるのも嫌がり、「おうちにかえる」といって駄々をこねるのです。そこで、「じゃあ、かえりなさい」といいました。するとためらいもなく、泣きながらスタスタと園を出ていったのです。私はあわてて後についていきました。

途中でこころ細くなって戻ってくるだろうというこちらの思惑に反して、彼は後も振り向かず商店街を抜け、路地を曲がり、どこまでもエンエン泣きながら歩いていきます。やがて彼は古ぼけたアパートの一階の一室に入っていきました。ドアを開けてそっと中をのぞいてみると、二階への階段が天井を斜めに切っているような、狭く薄暗い部屋に、その子のお父さんと思われる男性が下着姿で寝ていました。その日、お父さんが非番で家にいることを、まだ二歳になるかならないかの、その子どもは知っていたのです。そのアパートの裸電球のわびしさと、両親が共働きのためにヨチヨチ歩きのころから保育園に預けられているその子の心情を思うと、なんだか胸が締め付けられるような気持ちがわいてきました。

幸いなことに、そのときの園長は管理的なことは一切いわない自由な考え方をもった方でしたから、私はもう一人の担任の若い保育士と一緒に、毎月立てなければならない「保育計画」はどこへやら、晴れた日には毎日子どもたちと公園に行って木に登ったり、体中絵の具だらけになりながら床にフィンガー・ペインティングをしたりと、なんの屈託もなく毎日を過ごしていました。

保育士として勤め出してしばらくしたころでした。一日の仕事を終えて家に帰ると、頬の筋肉がこわばっていることに気がついたのです。一日中、笑っていたせいでした。

最近、大学近くの保育園の保育士さんが園児たち数人とグラウンドを走り回っているのをみて、昔を思い出しました。そのとき、ちょっと遠くでそれを見ていたもう一人の保育士が「うわぁー、○○ちゃん、ちっちゃーい。あんなにちっちゃかったっけ！」と感心したように叫んだのです。

私はすぐピンときました。そのグラウンドは周囲が高層マンションに囲まれています。ですから、それを背景にして見ると、原寸大の子どもはとても小さく見えるのです。でも、毎日子どもと一緒になってくんずほぐれつしていると、二歳児も三歳児も、大人である自分とさして大きさが変わらないように見えてくるのです。むしろ自分のほうが子どもの大きさになっているのかもしれません。保育士や小児科の看護師にはふだんでもなんとなく子どもっぽい口調の人が多いように思えるのですが（失礼！）、同じことがいえるのかもしれません。

また、小さな子どもを抱えたお母さんたちが、ときに自分の子どもに我慢がならなくなってヒステリーを起こしてしまうのも、彼らが自分より小さく保護しなければならない存在とは感じられなくなるからではないでしょうか。ときには、小さな赤ん坊が自分を振り回す巨人のように見えるときだってあるに違いありません。なにしろ、赤ん坊の泣き声は、こんな小さな身体からどうしたらあんなに大きな音が出せるのかと不思議なくらい大きく響きわたるのですから。まるでミニカーに大きなターボエンジンが搭載されているようです。

精神科での感情体験

保育園での子どもたちとの生活のなかで、私の感情は子どもたちと一緒にジェットコースターのように上がったり下がったり揺れ動きました。今となってみれば看護師になる前にそのような体験ができて、私はたいへんラッキーでした。そうでなければ単に頭でっかちな看護師になるか、ノイローゼになっていたかもしれません。子どもたちに感情を開発され、自由に表現することを学んだことが、のちに治療共同体を目指す精神科病院で働いたときにも生かされたように思います。

治療共同体という方法は、スタッフが患者と対等の立場でかかわることを治療の根幹としており、そのなかで起こっているさまざまな感情の吟味がもっとも重要視されます。さまざまなグループの場で患者もスタッフも思ったこと、感じたことを率直にいうことが奨励されていました。

といっても、感情の面から見ると保育園での仕事と精神科病院での仕事の決定的な違いは、その質にあります。保育園での子ども相手に生じてくる感情は、前に述べたようなさびしさやせつなさ、怒りといったネガティブなものももちろんないわけではありませんが、それはやはりまれで、楽しい、いとおしい、うれしいといったポジティブなものが圧倒的に多かったのです。私の場合は、園長が理解のある人でしたし、同僚もたいへん気持ちの良い人だったのでよけいそう感じられたのかもしれません。年少クラスだったせいで、受け持ち人数も少なく、自分の手に余ると感じることもありませんでした。

ところが、病院というところは産科などの例外はあるものの、幸せな人が集まるところではありません。多くの人々が不安を抱えてやってきます。患者は病気という悩みや苦痛を体験していますし、そんな状態になったことに対して、不安や孤独、怒り、恐怖を感じています。ですから、病院というところはうつ気分にさせられるところなのです。

なかでも私が選んだ精神科では、ほとんどの患者が、かつて人との関係のなかで繰り返し何度もひどく傷ついた体験をもち、人に対して信頼感や安心感をもてずに悩んでいました。そうした患者にとって、現実は迫害的で不安に満ち満ちています。それを「だれそれが悪口をいっている」「○○に後を付けねらわれている」といった幻聴や妄想で訴える患者もいましたし、「看護婦さんが私にだけいじわるする」「医者に殺される」「誰かにものを盗まれた」といった被害的な訴えを繰り返す患者もいました。頼りたいのに頼れず、反抗的な態度や拒絶的な態度をとったり、わざと困らせるようなことをする患者もいました。

保育園児が私を怪獣にしてしまったように、ある患者は看護師をやさしい母親にしてしまい、「話を聞いて」といってくるかと思うと、別のときには支配的で恐ろしい母親にしてしまい、ひどく攻撃的になったりもしました。かってにライバルにされたときもあります。そうしたときには、事情がわかっていても悲しく、腹が立ちます。許せないと思うことさえあります。また、患者の幻聴の話を聞いていて、こちらも不安になってしまい、つい遠ざかりたくなってしまうときもあります。また、患者の生い立ちや病気の体験談を聞いて、耳を覆いたくなったり、なんともやるせない気持ちになったりすることもありました。つらい気持ちが伝わってくると同時に、何もしてあげられない自分が、いかにも無力でふがいなく思えるのです。患者と家族との合同面接に加わっていて、家族が患者の問題をあれこれ挙げて責めたてたときには、私のほうがいたたまれない気持ちになり部屋から出て行きたくなったこともありました。

かつての同僚横田[★3]は、精神科看護の難しさのなかにわけのわからない言葉の裏に隠された気持ちや、やってほしいことを理解することが難しいこと、何年にもわたって、毎日同じ話を聞かされ、答えを求められても、同じ答えの繰り返しとなってしまい、忍耐、我慢が必要になること、看護者がいいと思ってやってあげたことでも、それをあからさまに攻撃されたり、文句をいわれたりすること、時には暴力的に向かってこられることがあって、悲しくなることなどをあげています。さらに、再発して再入院してくる人が少なくないこともあって、退院時に「おめでとう」と他の科のようにいうことができないという悩みを述べています。

もちろん、実際には精神科といえども楽しいことやうれしいこともたくさんありました。私の働いていた病院では他の科より楽しいことはずっと多かったかもしれません。★4

感情労働としての看護

生理的現象としての身体疾患は、一部の心身症と呼ばれる疾患を除いて医学的には感情とは無縁のものと見なされています。したがって、治療にも感情は考慮されません。けれども、患者が体験しているのは生理的現象としての「疾患disease」ではなく、その人の人生のなかで意味づけられた「病いillness」なのです。そこには、さまざまな感情と意味がつきまとっています。★5・6

たとえば、病いを得たことを、何かの罰と感じている人は、どうして自分が罰せられなければならないのかとうらみ、診断した医療者にその怒りを向けようとします。しかも病院という組織は、患者に信頼と安心を与える一方で、大勢の患者のなかの一人という取り扱いを強いるところです。パジャマを着れば、どんなに有名な企業の社長でも、一患者に過ぎません。自由は束縛され、専門家の指示に従わなければなりません。こうしたことに対する患者の怒りや不満が向けられやすいのは、医師よりは看護師です。★7 第7章でも述べますが、死に直面したときに生じる恐怖や無力感もまた、看護師に投影されます。健康で働いているスタッフに対する嫉妬も生じます。また、病気によって無力感にとらわれた患者が、どこまでも医療者に依存し、頼ろうとすることがあります。それは責任を感じると同時に、うっとうしくもあります。患者とかかわることは、こうしたさまざまな感情にさらされることでもあるのです。

このように感情が労働の大きな要素となっているものを、ホックシールド★8は感情労働と名づけました。保育士や看護師、ソーシャルワーカー、接客業など、対人サービスの職種は、すべて感情労働者なのです。

感情労働は、従来の肉体労働、頭脳労働といった職業分類には当てはまりません。この労働の特徴は、第一に、対面あるいは声による人びととの接触が不可欠であること。第二に、他人のなかになんらかの感情変化――感謝の念や安心など――を起こさなければならないこと。第三に、雇用者は、研修や管理体制を通じて労働者の感情活動をある程度支配する、ということです。ホックシールドの推定によれば、現在アメリカでは労働者の三分の一が実質的に感情労働を必要とする仕事についているといいます。

もちろんどんな労働にも感情管理は必要ですが、感情労働とわざわざ呼ぶのは、労働者と顧客《クライエント》とのあいだでやりとりされる感情に、商品価値があるからです。たとえば、最近テレビ・コマーシャルでよく見かける消費者金融の窓口業務の係員は、たいへんにこやかに愛想をふりまき、「〝恋人のように〟親身になって相談できる」ことをさかんに強調しています。ここでは、感情がある種の商品価値をもって宣伝に使われているのです。

スミス★9は、英国の病院の看護師募集のポスターには、ベッドサイドで患者の手をとる看護師や、歩行訓練している患者に付き添っている看護師など、感情面でのケアをしている看護師の姿が多く描かれていることを指摘しています。しかし実際には、必ずしもそうしたケアが重視されているわけではないのですが……。

また、感情労働においてやりとりされる感情には、その適切さに関して意識的・無意識的な基準があります。つまり、その職業にふさわしい、適切な感情というものが規定されていて、それからはずれる感情の表出は許されません。また、適切な感情であっても、その表出の仕方や程度には職務上許された一定の範囲というものがあるのです。しかも、それによって労働者としての能力が評価されます。これが感情規則というものです。

看護という仕事にはたくさんの感情規則があります。第4章でも述べますが、「患者の気持ちに共感せよ」という抽象的な感情規則から、「患者には優しく親切に」「患者に接するときにはにこやかに目を見て話す」といった具体的な接遇規則までさまざまです。こうした規則は、患者を安心させ、信頼できるようにするためのものです。

なかには、明言されているわけではないにもかかわらず、厳然として存在する感情規則もあります。その多くは、「患者に対して個人的な感情をもってはいけない」「患者に対して怒ってはいけない」「泣いたり取り乱したりしてはいけない」といった、看護師が感情的になることを禁じ、感情を抑制することを求める規則です。「大笑いしてはいけない」「あまりになれなれしい態度をとってはならない」「派手に見えてはいけない」「患者を過度に甘やかしてはならない」などというのも含まれています。こうした感情を制限する規則は、明文化されていることはまれですが、公式・非公式な教育によって植え付けられ、職業上の規範の一部として、上から下へ、先輩から後輩へと世代を超えて伝えられていきます。実習の隠れた目的は、学生にこの感情規則を教え込むことにあるといってよいでしょう。

嫌われる患者

以前、私が働いていた精神科病院に学生が見学に行ったときのことです。おおいに憤慨して帰ってきたのです。聞いてみると、勤務室で看護師が患者の悪口をいっていたというのです。その学生は、看護師が患者の悪口をいうなどとんでもないと考えていたのでした。

最近、患者を「患者様」と呼ぶ病院も増えてきて、ますますこうした感情規則がきびしくなっているようです。ある病院では「患者様に何をいわれても、決して言い返してはいけません」という通達が出たと聞きました。面と向って患者に悪口をいうことを推奨するわけではありませんが、でも、勤務室で同僚に自分のやり場のない怒りを聞いてもらうのは、そんなにいけないことでしょうか。場面によっては、本当に怒鳴り

ちょっと横道

■マザー・テレサの嫌いな患者

カスの「看護婦と嫌われる患者」★10という論文の冒頭にこんなエピソードが紹介されています。

死に瀕した家のない人びとの世話をしていたマザー・テレサのもとに、ある人が訪れたときのことです。死につつある人びとは、不潔で悪臭が漂い、傷口もあらわでした。その訪問者はマザー・テレサにむかって「たとえ世界中のお金をもらったとしても、あなたがなさるようなことを私はしようとは思いません」と言いました。すると、マザーはこう答えたのです。「私も同じですよ」。

著者のカスは、このマザー・テレサの答えから、彼女でさえ、嫌なものは嫌なのだ、という教訓を読みとったようです。私も最初はそう思い、嫌なものを嫌でないふりをするのは偽善的だという意味でこのエピソードを受け取りました。けれども、よくよく考えてみると、「私も同じですよ」という言葉は、「私もお金のためにやろうと思っているわけではありませんよ」という意味にもとれるのです。

どちらにも解釈できるのですが、もし後のような意味でマザー・テレサがいったとすれば、たくまずしてかなりの皮肉が込められているように思います。そんな皮肉をいう人ではないという反論もあるでしょうが、今となっては確かめようがありません。………■

たくなるときがあるのに、看護師はどうしたらいいのでしょうか。

世間では看護師といえば、「優しい」という形容詞で語られることが多いのですが、実際には、ひとりの人間である看護師が患者に対してネガティブな感情をもつことは、不思議でもなんでもありません。ヘンダーソン[★11]も「看護相互作用は、患者の行動に対する看護師の情緒的な、あるいはきわめて主観的な反応とまったく切り離すことができない。臨床判断はその看護師の過去の経験や価値体系に方向づけられる」「看護師といえども先入観をもたないわけにはいかない」と述べています。

カス[★12]はグレイザーとストラウスの研究をもとに、看護師に嫌われる患者を挙げ、分析しています。たとえば、道徳的に不品行とみなされる人は嫌われます。HIV患者も、薬害被害者の場合には同情されても、同性愛者や薬物依存患者の場合には嫌われがちです。アルコール依存による肝臓疾患患者や、ヘビー・スモーカーの肺癌患者など、患者自身の責任で病気や障害が起きた場合も、どこか許せない気持ちが起きます。

また、看護師自身が脅かされると感じる場合も、嫌われる患者となります。カスがあげているのは、自分自身が感染するおそれのある伝染性疾患患者と死を免れないと感じられる患者や暴力的な患者です。彼らは、看護師に恐怖と深刻な無力感をもたらします。拒絶的な患者やわがままで怒りっぽい患者に対しても、空しさが襲ってきます。その結果、こうした患者は嫌われることになります。

ケアを受ける患者の感情と看護師の感情

看護師の感情には患者自身から向けられる感情が大きく影響してきます。

では、患者の抱く感情とはどんなものでしょうか。神経科医のオリバー・サックス[★13]の体験を紹介しましょう。彼は、左足を骨折して入院、一か月後に、回復者用のホームに入ったのですが[14]、そのときたまたま近くのグランドでラグビーの練習をする学生たちの姿を見てわき起こってきた感情を、こう記しています。

ふと見ると、道の向こう、ハイゲイトのグランドで、学生がラグビーの練習をしていた。ふつうなら楽しく見ることのできる練習風景だ。ところが、そのとき、心のなかに憎しみがふつふつとわきおこるのに気づき、私は愕然とした。学生たちの健康な肉体、若く強靭な肉体が憎かった。屈託のない活気と自由。私が圧倒的に感じている限界など彼らは感じない。私は嫉妬に燃えながら彼らを見た。病弱者の卑しい憎しみ。悪意。私は顔をそむけた。

病気がいっこうに回復せず、思うように動けないことに対する怒りや無力感が健康な人に対する嫉妬や憎しみとなっているのです。患者のなかにはそれを、看護師にぶつけてくる人がいます。

看護師を「白衣の天使」と持ち上げるかげには、看護師は「なんでも聞いてくれる人」「なんでも受け入れてくれる人」という思い込み（甘え）があります。日本では欧米社会のようなあからさまな階級意識はないといわれますが、あきらかに看護師を下に見て、暴言を吐いたり、あれやこれや無理を承知で難題をふっかけたりする患者もいます。看護師に対するセクシュアル・ハラスメントなどもそのひとつですが、欧米では患者の暴力も大きな問題となっています。こうした患者の存在は、最近では看護の文献でも大きく取り上げられています[15]。

けれど、ここで問題にしたいのは、難しい患者のことではなく、そうした患者をケアしなくてはならない看護師のことです。患者に拒否されたり、怒鳴られたり、ましてや暴力を振るわれたりしたときには、それだけでも心底悔しく気が滅入ってしまいます。ましてその理由がわからないときには、看護することの空しさや無力感、絶望感を感じてしまいます。しかも、そこで思わず感情的になって怒鳴り返したり、無視したりすれば、今度は看護師がそんなことをしていいのかと大騒ぎになってしまいます。

そのうえ、「思わず感情的になってしまう」と、今度は自己嫌悪という、もうひとつの地獄が待っています。自分の感情をあらわにするのは、看護師として失格のように感じられるからです。看護師自身、「看護師たるもの感情的になってはいけない。ましてや怒鳴ったり、泣いたりしてはいけない」と思っているのです。

人前で患者の悪口をいうのは、いってみれば看護師が自分の弱さをさらけだしているようなものです。ですから、よほどわかり合えると思える仲間内でなければ、そういうことはできません。看護師が感情的になることに対して厳しい職場では、休憩室や終業後の更衣室がそうした憂さ晴らしをする場になっています。それすら許されない場合には、職場の外に気持ちのはけ口を見つけなくてはならなくなります。

看護師の感情管理

とはいえ、最近の学生はよく泣きます。総合病院の精神科病棟で実習していたときには、臨床指導の看護師はティッシュペーパーをもって走りまわっていました。彼女がいうには、「私たちが学生のころはこんなに泣かなかった」そうです。少なくとも「人前では泣かない」「泣くならトイレで」というのが日本の職場では不文律のようです。何かあるとすぐメソメソするようでは、一人前に扱ってもらえません。人間的に未熟だと思われます。ですから、泣きたいときにも奥歯をかみしめ、ぐっとこらえるのです。

けれど、時代が変わっても、泣くことに対して、あまりよくないことだという考えがあることには変わりはありません。学生のグループでのことです。「私はぜったい泣かない」といった学生がいました。いつのころからか「泣かないことにした」のだそうです。けれども、そのかわり、ときどき「泣くために」映画を見にいくというのです。そして、そのときは「泣きのモード」にスイッチを切り替えていくのだと彼女はいいました。その学生はなぜそんな決意をしたのかについては語りませんでしたが、どうやら泣くことは自分の弱さをさらけだすことのように感じているようでした。彼女はほとんど自動的に感情を管理していたのですが、自然には泣けなくなってもいました。そのため、泣くためにはわざわざモードを切り替えて映画館に行かなければならなかったのです。

熟練した看護師は、救急場面でも感情的にはほとんど動ずることなく、ほとんど「自動操縦モード」でてきぱきと仕事をさばくことができます。患者の死にもめげず、沈着冷静に死後の処置をおこなうこともできます。けれども、そんな熟練した看護師でも、忙しいときに限ってしつこい訴えを繰り返す患者や、こちらが気にしていることを平気で突いてきてからかったり文句をいったりする患者に対して、自分の感じている苛立ちや怒りをなんとか表情に出さないように我慢しなければならないとき、つらく落ち込んでいるのに明るく患者に接しなければならないときなどには、つくづくしんどい仕事だと思ってしまいます。そんなとき大声で泣き喚くことができたなら……。看護が感情労働だと思うのは、こんなときです。

また、反対に患者に好意をもたれて、戸惑うこともあります。誰しも人に好かれて嫌な感じがすることはありません。けれども、相手が患者であれば、あっけらかんと喜べないのです。というのも、看護師としては特定の患者と親しくなってはいけないという感情規則や、どの患者も平等に扱わなければならないという感情規則が（どこかに）あるからです。それに、他のスタッフから嫉妬の目で見られるのではないか、からかいの対象になるのではないかということも気がかりです。ですから、好かれてうれしいのと同時に、好かれて困るのが実情です。

看護師は、このようにさまざまな感情を体験しているのですが、それを外にあらわすことは不適切とする感情規則があるため、強い感情がわくたびに、その感情をなんとか自分で管理しようとするのです。これが感情作業《ワーク》といわれる仕事です。勤務室で患者の悪口をいって憂さを晴らしたり、涙をこらえて何も感じないふりをしたりするのも、看護師による感情作業のひとつです。こうした感情の処理つまり感情管理の作業は、看護という仕事のなかで必要不可欠な部分であり、感情という要素を無視して、看護を語ることはできません。けれども、それを看護の仕事の一部と理解している人は多くありません。むしろ、まったく理解されていないといったほうがよいでしょう。

卒業した学生たちがときどき相談に来たり、メールを寄越したりするのは、ほとんど感情面でつまづいたときです。ここ数年、私は「ナースのためのグループ研究会」というグループを月一回おこなっているのですが、ここでもさまざまな看護師ならではの感情体験が語られます。同時に、現場ではそうしたことについて語る機会がないという嘆きも聞くのです。とくに申し送りの廃止によって、看護師どうしが自分たちの気持ちを吐露しあうチャンスが少なくなったようです。問題中心のSOAP形式の記録では、そのときの看護師の感情は記録から完全に締め出されます。これまでの継時記録には、客観的記述のふりをして看護師の感情をひそかに盛り込むことができたのですが。

感情労働者は職場の感情規則にしたがって、自分の感情を管理しなければなりません。私が保育園の子どもたちに笑顔を見せていたのは、ほとんど反射的におこなう感情表現であって、特別意識して管理作業をしていたわけではありませんでした。笑顔で顔の筋肉が引きつっても、それが苦にもならなかったのは、子どもたちが笑顔を返してくれ、それ以上の喜びを与えてくれたからでした。

つまり、本来、感情は人間どうしのあいだで、やりとりされるものです。そして相手と自分とのあいだにギブアンドテイクの関係が成り立ち、感情が等価交換されるときには、私たちはとりたてて意識せずやりとりすることができるのです。たとえば、ふだんの人間関係でも、親切やいたわりに対して感謝が返されれば、関係はうまくいきます。英国で半年ほど生活したときに気づいたのですが、英語では多種多様な誉め言葉がほんとうにたくさんあるのです。何かをプレゼントしたときに発する、あちらの人の形容詞の豊富さにはびっくりしました。そのうえ、強調を示す副詞（たとえばvery）にもいろいろあって、それぞれニュアンスが違って使い分けていることを知り、感心したものでした。

それに比べれば、感動を伝える日本語は実に貧弱です。あまり感情を大げさに示さないのが礼儀にかなった作法とされているせいでしょうか。医師への謝礼をはじめ、何かにつけて贈り物をする習慣があるのは、言葉の貧弱さを補うためなのかもしれません。

ところで問題は、感情が等価交換されないとき、ギブアンドテイクが成り立たないときです。誰でも、親切にしたのに「ありがとう」ともいわれなかったり、当たり前のような顔をされたりするときには、不快に感じるものです。ましてや文句をいわれたりすれば喧嘩になってしまうかもしれません。ところが、看護やサービス業などでは、働き手が好意や親切さを提供するのは当然の義務であり、クライエントの側にはお返しする義務はありません。それに対して代金を払っているのですから。どんなに嫌な気持ちにさせられるクライエントに対しても、サービスする側は感じよく振る舞わなければならないのです。感情労働が要請されるのは、こうしたときです。

感情管理の方法……表層演技

どんなふうに感情労働がおこなわれるのか、その例はこの章の冒頭に掲げたアーサー・Bの語った言葉[★16]に示されています。彼は外傷センターの救急室に勤務する看護師です。彼は夜勤に入るとき、三つのことをおこなうと語ります。一つ目は、警備員にIDカードを見せること。二つ目は、人間の血のにおいとホールにあるマクドナルドのにおいを消すために流れている、空調のオゾンのにおいに慣れること。そして三つ目が勇敢な表情を顔に貼りつけることなのです。それが〝もうひとりの自分〟を演じるための準備です。

こうした本当の感情を隠して表向きの顔をつくろう感情作業を、ホックシールドは「表層演技[★17]」と呼びました。こうした表層演技は看護場面のあちらこちらで見られます。むしろ、看護を成り立たせるための不可欠な要素といってもよいでしょう。表層演技のない病棟を想像してみてください。患者がナースコールを鳴らすたびに「私たちは忙しいんだから、ちょっとは我慢したらどうなの」と怒鳴り込んでいく看護師。患者が文句をいうと泣き出す看護師。心停止を起こした患者のそばでパニックに陥って大声をあげて騒ぐ看護師。患者のいつもの話を聞かされて、「なんでいつもおんなじことばかりいうのよ。あんたの話を聞くのはもういいかげんうんざりよ」という看護師。こんな病棟があるとすれば、ハリウッドのコメディ映画のなかくらいのものでしょう。

こうした言葉や態度をすべて消し去り、「もうひとりの自分」を演じることによって、患者との仕事はいちおう波風立たず、スムーズに進むことになります。けれども、表層演技をすること自体、相当疲れるものです。いわば「本当の自分」と「演じている自分」の二重生活を強いることになるのですから。この二重生活を続けていると、示している感情は仕事上「適切」ではあっても、どこか患者に対して自分は嘘をついているという気持ちが残ります。そして、「本当の自分」と「演じている自分」のギャップを意識すればするほど、自分は本物の「良い看護師」ではない、患者に不誠実な「悪い看護師」だという気持ちがわいてきます。こうした不快な感情を避けるには、演じているという意識そのものをなくしてしまうしかありません。本章のはじめの新聞記事にあった「ただ付き添っているだけ」の無表情な看護師は、もしかしたら、この仲間なのかもしれません。

また、演じることがうまければうまいほど、「良い看護師」という評判が高まります。すると、自分もますますその気になってしまい、ついには、「良い看護師」を演じているという意識すら失われてしまうことがあります。本当に感じていることを感じ取れなくなり、「感じるべき」あるいは「感じるはず」の感情しか感じなくなるのです。こうなると「本当の自分」はどこかに姿を消してしまいます。

こうした表層演技の結果、表向きは人間関係がいかにもうまくいっているように見えても、こころの奥底は孤独感や疎外感でいっぱいになっているのです。そして、それは同僚との関係にも影を落としています。

最近、卒業したばかりの教え子が手紙をくれました。ただでさえ忙しい急性期病棟に勤めていて、欠員のために余裕がないこと、患者の死を見るのがつらいことなどを訴えていました。これまでもメールで同じようなことを伝えてきていたのですが、その手紙には、何度も手術を繰り返した三〇代の患者がとうとう亡くなったとき、病棟の看護師のほとんどが泣いていたということが記されていました。彼女はそれを見て驚き、そして少し安心したというのです。それまでは、他の看護師たちは自分と違って何も苦にすることなく、淡々と仕事をこなしているように見え、自分だけが動揺しているように感じていたのでした。ところが、なんの感情も感じていないように見えた同僚が、自分と同じように感じていたことを知って、彼女は救われたのです。つまり、個人的努力としての表層演技が、同僚をもあざむくことになっていたのでした。

●さらなる感情管理……深層演技

ところで、救急室の看護師アーサーは、勇敢な表情を顔に貼りつけることで勇敢な看護師を演じていましたが、鼻血を見るのさえ苦手な看護師が救急室で働くには、単に勇敢な看護師のふりをするだけではすみません。実際、勇敢でなければならないのです。つまり、勇敢な表情を顔に貼りつけるとき、彼は自分自身を勇敢な看護師に変身させているのです。これが「深層演技」とホックシールドが名づけた感情作業です。

公式・非公式の教育を通じて身に付けられた感情規則は、やがて自己のなかに取り込まれ、自分自身の価値観となっていきます。そして、その感情規則に照らして自分の感情が不適切だと感じられるとき、意識的・無意識的にその感情自体を加工しようとするのです。単に「ふり」をするだけにとどまらず、自分自身に働きかけ、自分自身の感じ方そのものを変えていこうとする作業です。深層演技は表層演技と同じく、日常生活のいろいろな場面でもおこなわれています。たとえば、結婚式には「喜ばしく」「幸せな」感情がふさわしく、お葬式には「悲しみ」と「厳粛さ」の感情がふさわしいという感情規則はかなり強固なもので、その場に参加する人は、自分の感情をそれに沿うように加工します。けれども楽しいはずのときに楽しめなかったり、悲しむべきときに悲しみがわいてこないような場合、自分自身に対して当惑してしまいます。そんなとき、意識的・無意識的に「適切な」感情を自分のなかにかきたてようとするのが深層演技なのです。

緊急時にパニックになりそうな自分を押し隠して、患者に「大丈夫ですよ」というとき、看護師は患者を安心させるために、「大丈夫な自分」を装っているわけですが、その点では表層演技です。けれどもその実、半分は自分に対して「大丈夫」と言い聞かせてもいるのです。「大丈夫」という言葉を呪文のように唱えていると、やがて自分でも大丈夫なような気がしてくるものです。「だめだ、だめだ」と悲観的に考えている人より、「きっとうまくいく」と楽観的に考えている人のほうが、実際にうまくいく確率が高いといわれていますから、こうした思い込みをすることは意味のないことではありません。「ポジティブ・シンキング（積極思考）」というものです。

そのほか、腹の立つ患者のところへ行くときに、深呼吸して笑顔を貼りつけるのも、「ヨシッ、行くぞ」と自分に掛け声をかけるのも、不快な感情をやわらげるための深層演技です。患者に文句をいわれて言い返せないとき、こころの中でブツブツと独り言のように反論して気持ちを沈めるというようなときもあります。深呼吸をして胸の動悸を鎮めようとするときには、自分の感じ方を管理するために身体に働きかけているのです。人前で緊張したときの、「人」という字を手の平に三回書いて飲むおまじないなども、同じような作業です。

ただし、こうした深層演技はかなり意識的なものですが、さらに深いところでは、無意識のうちに自分の感情に働きかけていることがあります。精神分析でいう防衛機制はそうした無意識の感情管理といえるでしょう。無意識のうちに自分では認めたくない感情を押しとどめようとするのです。そうして自分が表層演技をしていることさえ忘れてしまいます。深層演技は自分が感じるべきと思う感情に自分を沿わせるわけで、患者を偽っていることにはなりません。けれども今度は自分自身を偽ってしまうことになるのです。

反省する看護師

患者から悪口雑言を浴びせかけられたりすれば、その反応として怒りの感情が出てきても当然なのですが、看護師の場合は、「看護師は患者に対して怒ってはいけない」「患者を責めてはいけない」という職業的な感情規則がその怒りを正当なものと認めさせません。その結果出てくるのが、「自分が悪かった」「自分がいたらないせいで患者を怒らせてしまった」という自責の感情です。

だいたい、日本では人のせいにしたり、何か別の事情のせいにしたりすることはあまり奨励されていません。それよりは、自分の非を認めて謝るほうが潔い態度として称賛されます。幼いころ、母親からよく『ごめんなさい』がいえるまで、ご飯を食べてはいけません」といって叱られたものでした。ところがなぜかいえないのです。なかなかいえないでいるうちに、自分のした悪いことはどこかへ行ってしまい、「『ごめんなさい』がいえないこと」が悪いことのように思えてきたものでした。とにかく、「良い子」であることの条件には、きちんと謝ることができるということがあるのです。学校でも何か悪いことをすれば、「反省文」を書かされますし、何かあるごとに反省会なるものが設けられるのも、わが国ならではの風習といえるでしょう。日本語では反省というと、「自分が悪かったことを認めて、申し訳ない気持ちになる」ことを意味しますが、そのような意味では「反省」という言葉にあてはまる英語はありません。精神科ではグループセラピーやミーティングの後に「レビュー」と呼ばれる時間がもうけられますが、それはプロセスを振り返ってみて、何が起こったかを検討するという意味であって、あそこが悪かった、こうすればよかったと反省するためのものではありません。

日本ではお役所や病院、会社などで不祥事が起きるたびに、ニュースでも社長や院長など、責任者が土下座して謝るシーンをよく見受けますが、評判は必ずしもよくありません。それどころか、みっともないという声も聞きます。そこには「とにかくここは頭を下げておこう」という考えが見え見えだからです。日本では「反省だけならサルでもできる」のです。とりあえず頭を下げて謝れば、それ以上責められることはふつうありません。相手の怒りを懐柔するにはいちばんの方法と考えられています。世知に長けた大人の処世術というわけです。けれども、これは相手の感情をなだめるための策（感情作業）であって、責任を表明しているわけではありません。ニュースの土下座シーンが腹立たしいのはそのせいでしょう。アジアの国々に首相や皇室の人々が訪問するたびに日本軍の侵略行為や従軍慰安婦問題について謝罪の言葉を口にしても、抗議の声がおさまらないのも、同じかもしれません。

ところで、私の知人に南米で長く仕事をしていた人がいるのですが、現地で育った娘さんの言葉づかいに困っているという話をしてくれたことがありました。コップを落として割ってしまっても、「コップが落ちて割れた」というのだそうです。「それでは、コップが自然に落ちたみたいじゃない。いったい誰が落としたの」とあきれて叱るのだそうですが、それも日本と南米の文化の違いなのだと彼女は苦笑していました。

この娘さんと違い、子どものころから、自分のことより他人のことを優先させるように育ってきた「良い子」の多い日本の看護学生には、こういう割り切り方はできません。すべて自分が悪いと感じてしまう傾向の強い人が多いようです。すぐに「反省モード」に入ってしまうのです。おまけに、重箱の隅をつつくような実習指導が、徹底的に自分には足りないところがある、間違ったところがあるという意識を植え付けます。こうして、学生はますます、「自分が悪い」の泥沼にはまってしまうのです。これでは「うつ」へまっさかさまです。そこで、私は次のようなフレーズを学生に教えます。「あくまで責めよう他人の失敗。笑って許そう自分の過ち」。学生はあきれた顔をして聞いています。

最近になって、なんでも人のせいにする学生が出てきたという苦情を教員の口から聞くようになりました。これは考えようによっては、悪いことばかりではないかもしれません。というのも、「すみません」「悪かった」といわれてしまえば、そこで話が終わってしまいますが、他の人や状況のせいという人には、その理屈を尋ねることができるからです。そこから対話が始まり、場合によってはたしかに制度の矛盾やひずみ、チーム内の問題があきらかになるかもしれません。けれど、ここで「人のせいになんか、するんじゃない」と一言のもとに切って捨ててしまうと、対話にもならず互いに嫌な思いが残るだけです。せっかくの変革のチャンスをみすみす逃すことになるかもしれません。

自分を責めないためには

新人看護師の場合は、もともと自信のあろうはずがありませんから、患者に怒られたり責められたりすると、すぐに自分が悪いように思ってしまいがちです。ですが、いつまでも怒られ、叱られ、怒鳴られるたびに自分に責任を感じてばかりいては、仕事は続けられません。そこで、だんだんと仕事に慣れていくうちに、とりあえず表向きは済まなさそうな顔をしておいて（表層演技）、あれやこれや自分のなかで理屈をつけるという対処法を身につけていきます。患者の言動を解釈することによって、その言動から自分が受けた衝撃をやわらげようとするのです（深層演技）。

「私がコップを落として割った」のではなく、「コップが落ちて割れた」という発想への転換です。つまり、「私が怒鳴られたのはなぜか」という問題は、「患者が怒鳴ったのはなぜか」という問題に変わります。もっとも単純な答えは、「患者の機嫌が悪かったから」。もっと知的な答えは、「患者は自分の自尊心を維持するために怒鳴ったのだ」とか「不安だったから」「本当は面会にこない家族に対して怒っていた」というふうなものです。あるいは精神症状の悪化のせいにされるかもしれません。ケース・カンファレンスなどでは、よくこうした原因さがしがおこなわれます。それは、起きていることの一面でしかありません。

けれども、こうした見方によって、看護師は患者自身に対する否定的感情からは守られます。患者自身はいい人なのだけれど、たまたま機嫌が悪かったのだし、病気や状況や家族がそうさせているのだと考えるからです。悪い部分と患者個人とは切り離されているのです。ですから、患者個人を嫌っているとか自分の非を患者に転嫁しているという後ろめたさを感じなくて済みます。

ところが、それでも問題行動が続いたり、関係がうまくいかないと、今度は患者自身を問題にせざるをえないことになります。「困った患者」とか「難しい患者」といったレッテルが貼られるのは、このときです。精神科でも、神経症と診断された患者の治療が、うまく進まないと、診断が間違っていた、実は統合失調症だったのだということがあります。だから治療が難しいのももっともだというわけです。この患者の症状や問題行動がおさまらず、治療関係がさらに困難になってくると、最終的な診断――「人格障害」――が下されます。人格そのものが障害されているのだから、医学ではどうしようもないということになるのです。この診断名は実際上、「困った患者」「難しい患者」のレッテルと同じことなのです。

最近はやりのやり方は、問題を患者全体から切り離し、さらにいくつかの看護問題に分割して考えようとするものです。「過度の依存性」「不安」「現実の否認」「認知の歪み」「退行」「食思不振によるやせ」「個人衛生の低下」などなど。確かに、どこから取りかかったらよいかわからないような大きな問題の前に呆然とするより、取り組みやすい小さな問題に分けて考えるほうが、問題解決には早道かもしれません。けれど、なかには「困った患者」「難しい患者」という大きなレッテルを、もっと小さなレッテルに分けただけのような場合があるようです。個々の問題に対してケアプランが立てられるのですが、問題を小さくしたからといって、解決しやすさが増すわけではありません。それぞれの問題は、他の問題と深くつながっているからです。肝心なのは、それらがどうつながっているかなのです。

また、問題が分割されるのに応じて、看護師のかかわりも分割されることになります。そうなると、看護師と患者の、個人対個人のかかわりが見えなくなり、自分がいったい何をやっているのかがわからなくなってしまいます。

「本当の自己」と「偽りの自己」

感情管理をするために、患者をいくつかの問題に分割するという方法のかわりに、自分自身を分割してしまうという、もうひとつの深層演技の方法があります。文字どおり、「割り切る」という方法です。患者が怒っているのは、私が看護師だからであって、個人としての私に向けてではないという考える方法です。ホックシールドは感情労働の概念をデルタ航空の客室乗務員の仕事の分析から得たのですが、その観察データのなかに興味深いものがありました。

それは、客室乗務員の研修会で教官が述べた言葉です。[★18]

もし、あなたが何も悪いことをしていないのに、お客様があなたにがみがみ言うことがあったら、その人が責めているのはあなた自身ではない、と思いなさい。せめられているのはあなたの制服であり、デルタ(航空)の客室乗務員としてのあなたなの。個人的なこととして受け取る必要はないわ。

これとまったく同じ助言を看護の文献のなかに見出すことができます。米国の『心理社会的援助の看護マニュアル』には、怒りを示す患者に対し、「患者の行動が自分に個人的に向けられていると解釈すべきではない」[★19]と明記されています。「患者にとっては看護者が権威を代表する存在であるために、そのような態度をとるのだということをこころに留めておく必要がある」というのです。そして、「患者に罵倒されたときにも、感情的に反応することは控える」と書かれています。

このマニュアルの指示する看護師の対処法は、いかにも米国らしくドライです。「感情的に反応することは控える」一方で、「患者がスタッフに向ける怒りの表出には、明確な規制を設ける」とされ、「解決の方向に前向きの姿勢がみられない患者の終わりのない訴えを、いつまでも聞いている必要はない」と明言されているのです。また、看護師が生命の危険すら感じるような暴力的な患者が多いせいでしょうか、行動規制の介入をおこなう必要のあるときには、機を逃さず断固とした態度で一貫性をもっておこなうとも記されています。また、「攻撃的な患者の看護ケアに携わることが苦にならない看護者を一人か二人受け持ちに決め、介入に一貫性をもたせることも考える」という文章には、思わず苦笑してしまいました。こうしたことが「苦にならない」看護者とはどのような人なのでしょうか。

ともあれ、「患者からの感情的なメッセージを個人的に受け取ってはいけない」というのは看護における重要な感情規則のひとつです。そのため、多くの看護師が仕事場での「看護師としての自分」と私生活での

「個人としての自分」を分けるという対処法を用いています。つまり、仕事から「本当の自己」を切り離そうとするのです。一所懸命働いて、お金を貯めては海外旅行に行くのを生きがいにしていたり（私です）、まったく別の趣味にのめりこんだりするのです（玄人はだしの芸や才能をもっている看護師もめずらしくありません）。

このように仕事場で、看護師としての自分という「偽りの自己」を演じているうちに、「本当の感情」が感じられなくなることがあります。ある種の感情マヒの状態です。たとえ、腹が立ったり、無力感を感じたりすることがあっても、その感情を感じる自己は「偽りの自己」なのですから、今度は感じたはずの感情そのものも疑わしいことになります。「本当の感情」として扱われない限り、感情は解消されることもないのです。けっきょく、それは私生活に持ち越され、現実の重さが徐々に私生活を侵食していきます。不眠に悩まされたり、イライラがプライベートな関係を悪化させたりします。看護師の喫煙率の高さは有名ですし、飲酒、買い物嗜癖、ギャンブル、異性との交際など、「白衣の天使」のイメージとはほど遠い、病棟とはまったく違った顔をもっている看護師もめずらしくありません。仕事場と私生活とではまったく別人格のように振る舞っているのです。

こうした嗜癖は、「偽りの自己」を演じることが引き起こす副作用のひとつです。一時的には気晴らしができたとしても、「自分本来の生活」であるはずの私生活が職場の憂さを晴らすためだけに費やされることになれば、それは空しいものとなり、どちらが「本当の自己」か「偽りの自己」かわからなくなってしまいます。このように、感情労働には自己欺瞞やうつ、バーンアウト、アイデンティティの危機といった危険が隣り合わせなのです。これが感情労働のコストでもあります。

3 | 看護師のイメージ

ナースはこの世で最もすばらしい人びとだ――長時間労働と低所得に耐えながら懸命に働いて患者のお世話をする。ナースはこの世で最もおぞましい人びとだ――なかにはひっぱたいてやりたい連中もいる。彼らは互いに中傷するし、中傷されても決して受けて立とうとはしない。

シャノン・T

『カッコーの巣の上で』という映画をご存じでしょうか。一九七五年に米国で制作されたミロス・フォアマン監督作品で、同年のアカデミー賞の最優秀作品賞をはじめ、主要部門のほとんどを総なめにして話題となりました。

原作は、ケン・キージーの書いた小説です。[★1]一九六二年に米国で出版された当時には、若者たちのあいだで爆発的な人気を呼び、三〇〇万部もの大ベストセラーとなりました。その後、この小説が舞台化され、映画化のもとになったのですが、わが国でも劇団四季をはじめ、多くの劇団が繰り返し上演しています。

この映画の舞台は、オレゴン州立精神科病院です。かつて治療共同体で有名なマックスウェル・ジョーンズが働いていたことのある病院としても知られています。映画の撮影はこの病院の一病棟を借り切っておこなわれました。院長のブルックス博士も重要な登場人物として出演しており、ほかにも実際の医師や看護師、看護助手、患者たちも参加しています。

古い映画なので、その中身をちょっとだけご紹介しましょう。

主人公は通称マックというならず者です。怪優ジャック・ニコルソンはこの演技でアカデミー最優秀主演男優賞を受賞しました。映画はこのマックが精神科病院に移送されてくるシーンから始まります。彼は刑務所にいたのですが、精神障害のふりをしているのではないかと疑われ、鑑定のため送られてきたのです。

もうひとりの主人公が、ラチェット師長というスーパーナースです。彼女は常にどんなことにも揺るぎません。マックはこの師長をなんとか動揺させようとして必死に挑発するのですが、いつも師長は冷静に対応します。まさに看護師の鑑《かがみ》です。マックは、ほかの患者がこの師長のいいなりになり、抑え込まれていることに納得がいかず、いらだちを募らせます。患者たちは師長を恐れていました。師長はどこが患者の弱点かを知り尽くしていて、いざとなるとそこを指摘するだけで、患者たちは師長に逆らえなくなるのです。

その病棟に、耳も聞こえず口もきけないチーフと呼ばれる大きなネイティブ・アメリカンの患者がいました。マックはチーフにバスケットボールの楽しみを教え、仲間になります。そしてチーフはこの病棟で起ったことの一部始終を見届ける目撃者となるのです。

ある日、マックは患者たちを引き連れて病院を脱け出します。ガールフレンドを誘い、精神科病院の医者と偽ってヨットを借り出し、みんなでクルージングとしゃれこんだのです。患者たちは初めての体験に目を輝かせ、生き生きとした表情を取り戻していきます。

精神科病院に戻ったマックを待っていたのは処遇委員会でした。医師たちは師長を交えて、マックを性格異常の犯罪者として刑務所に送り返すべきか、それともこのままここで患者として治療しつづけるべきかどうか相談します。医師はラチェット師長に、引き続きここで彼の面倒をみられるかと問います。そのとき師長はこう答えるのです。

"Yes, I think I can help him."（はい、私は彼を助けることができると思います）

なんという皮肉な言葉でしょうか。内実は、「助ける」とはおよそかけ離れたものだったのです。では、一体マックはラチェット師長をどう思っていたのでしょうか。映画を見ていると、どうもマックは師長に何かを求めていたように思えて仕方ありません。彼が挑発し、いらだち、なんとか手に入れようとしたもの、それは師長からの生の人間らしい反応、生きた感情だったのではないでしょうか。

マックのように常習的に犯罪を繰り返す者は、最初から自分に愛が与えられるとは信じていません。けれども、憎しみでもよかったのです、何も与えられないよりは。マックは師長の怒りと憎しみをかき立てようとしました。しかし、「優秀な」師長である彼女は完璧に自分の感情を抑制します。この映画でアカデミー最優秀主演女優賞を受賞したルイーズ・フレッチャーの抑えた演技は、職務に命を懸けた看護師のこわさを十二分に伝えて鬼気せまるものがあり、マックならずとも見る者の胸に憎しみがふつふつとわいてくるような気がします。けれども彼女は本当に冷静だったのでしょうか。

そうではないことは、この後に起こった事件で明らかになります。彼女はいちばん弱く傷つきやすい若い患者に致命的な言葉をぶつけます。「あなたのお母さんが知ったら、さぞ悲しむことでしょうね」。この患者は、混乱したあげく、自殺に追い込まれるのです。その患者は彼女がもっとも可愛がっていた患者でした。その患者が彼女の期待を裏切り、病棟という彼女の王国で女と交わったのです。それは許せないことでした。きっかけをつくったマックにはもっと暴力的な懲罰が与えられました。最後には、ロボトミーという脳の一部を切除する手術によってマックの人間性は抹殺されてしまったのでした。

母親が象徴するもの

この寓意に満ちた物語から読み取れるものはたくさんあります。小説や映画が公開された六〇年代から七〇年代にかけての米国では、カウンターカルチャーとしてのヒッピー文化が花開き、ベトナム反戦運動や黒人の市民権運動、女性解放運動など、既成の文化や体制に「ノン」をつきつける運動が広まっていました。そのような社会状況のなかで、ラチェット師長に象徴される人間的な感情を抑圧する精神科病院は、当時の社会体制そのものと受け取られたのです。そこに一人で歯向かい、やがて殺されるマックは、体制に叛旗を翻したために弾圧を受ける若者たちの象徴となり、著者キージーは二五歳の若さで当時の「カルト・ヒーロー」となったのでした。

ところで、一九六八年、日本でも大学闘争の嵐が吹きまくり、私のいた東京大学でも全学ストライキに突入しました。安田講堂の攻防戦などを覚えておられる方も多いでしょう。あのころ話題になったものに、「キャラメル・ママ」と駒場祭ポスターがあります。「キャラメル・ママ」というのは、講内に立てこもった学生たちの母親らがお菓子を持参して、中にいる息子や娘たちに「危険なことはやめて出ていらっしゃい」と呼びかけたところから名付けられたものです。子どもに甘い親という皮肉もこめられていました。

一方、駒場祭のポスターは、当時教養学部の学生だった橋本治が制作したものです。現在彼は『桃尻語訳枕草子』や『窯変源氏物語』をはじめとするユニークな小説やエッセイで有名な作家となって活躍しています。このポスターには写楽の役者絵が画面いっぱいに描かれており、そこに「とめてくれるなおっ母さん。背中の銀杏《いちょう》が泣いている。男東大どこへ行く」という文句が黒々と記されていたのでした。そのいかにも大時代がかった表現のなかに、銀杏に象徴される東大を皮肉るセンスが大いに受けたのでした。

学生たちは体制の象徴としての東京大学当局に対して闘っていたのですが、このポスターはそれが「母なるもの」に対する反抗でもあったことを伝えています。日本だけでなく、米国やフランスなど、世界中が壮大な反抗期を迎えていたといえます。ここで注目したいのは、社会のなかで人々を抑圧する体制のイメージに母親のイメージが重ねられていたという点です。

愛情と依存の対象である母親のイメージは、聖母にもなり、子を食い殺す鬼にもなります。日本には古くから鬼子母神《きしもじん》という神がいます。今では安産・育児の守護神として祭られ、子宝を願う人々が信奉する神様ですが、もともとは夜叉神の娘で、千人とも万人ともいわれる多くの子を生みながら、一方で他人の子を奪って食い殺すという恐ろしい神でもありました。そのため仏様が戒めに彼女の最愛の末子を隠してしまったことから、悔い改めた鬼子母神はその後、仏法と母子の守り神となったと伝えられています。そこで、鬼子母神の像は、手に吉祥果《きっしょうか》といわれるざくろをもち、懐《ふところ》に子どもを抱く天女の姿と、憤怒の相をした鬼の姿の二つをもっているのです。そして看護師もまた、母親と同じように、二面性をもつものとしてイメージされます。一方はマザー・テレサであり、もう一方がラチェット師長といえるでしょう。

●──『ミザリー』のなかの看護師像

もうひとつ、看護師と母親とを重ねあわせた恐ろしい小説があります。スティーブン・キング作の『ミザリー』[★2]で、映画化もされ、キャシー・ベイツの演じる、狂った看護師にも凄いものがありました。私自身は精神障害者を狂った殺人鬼のように描くサイコ・サスペンスも、血なまぐさい場面の連続で人を喜ばせようとするホラー小説も好きではないのですが、看護師のキャラクターが実に巧みに描写されているので、ここに紹介したいと思います。その描写を読むと、作者には近親者に看護師がいるか、長期入院の経験があるのでは、と勘ぐりたくなるほどです。しかも、その描写に相当毒があるところを見ると、母親に対してよほど根深い恨みをもっているのだろうかとも思ってしまいます。

主人公は、『ミザリー』というシリーズ物のベストセラー小説で人気の作家です。雪の高速道路で事故を起こし、大怪我を負ったところをひとりの女に助け出され、彼女の家で治療を受け一命を取りとめたところから物語が始まります。

自分を助けてくれた恩人の女性アニーは、文字どおり彼の小説の熱狂的なファンだったのです。彼女は自分のためだけに小説の続編を書くように彼に迫ります。彼は負傷した足のせいで自由を奪われたまま部屋に閉じ込められ、痛み止めの麻薬とタイプライターを与えられて、『ミザリー』の続編の執筆を開始します。

アニーが看護師に違いないと主人公が確信するのは、彼女がスープを飲ませる、そのやり方からでした。機械的にスープを彼の口に運び、しずくが垂れそうになると、ろくすっぽ見もせずにサッと拭ってくれるのです。そこで彼は「女医ではない。医者だったら、患者の口からスープがしたたるのを、これほど正確に予知できるはずがない」と悟ったのでした。

アニーの描写には、しばしば母のイメージが使われます。彼女の笑いは「母性愛を剝き出したような、妙な笑い」ですし、彼を見る目は、ある箇所では「母親のまなざしに似ていた」、またある箇所では「厳しさと母親のような愛情のいりまじった目」、と書かれています。彼が「あんたは悪魔だ」とののしると、彼女は母親にたしなめられて「ママのケチ」と減らず口を叩く子どもに彼をなぞらえ、「だけどお母さんは自分が正しいことを知っているから、自分の務めを果たすのよ。いまのあたしみたいに」と言い返すのでした。

アニーは彼の書いた原稿を読みたいと頼みます。もちろん彼に「ノー」とは言えるはずもないのに、彼女は「あなたの許しをえないで、そんなことはしたくないからね」とまじめな顔でいうのです。また、彼女は自分の気に入らない原稿を燃やすために、彼に火をつけさせようとします。「こんなことを私にやらせないでください」と懇願する主人公に向かって、彼女はこう言い放つのです。「あなたのやりたいようにやればいいわ」。けっきょく、彼は自分で自分の大事な原稿に火を付けるしかありませんでした。

彼はアニーのいない隙に車椅子で部屋を抜け出すことに成功します。けれど外へは逃げ出すことができないことを悟った彼は、いつか逃げ出すときのために痛み止めの薬をマットレスの下に隠して、何もなかったかのように振る舞います。けれど彼女は、すべてをお見通しだったのです。自分を騙そうとした彼を罰し、彼女は彼の足首を鉈《なた》で切り落としてしまいます。そうしておいて、実に甲斐がいしく意識を失った彼を看護するのですが、のちに自分の看病ぶりを彼に話して聞かせたときの口ぶりは、「表彰に価《あたい》することをしていながら、当たり前のことをしたまでですと言う人のような口振り」だったと描写されています。

やがて、彼の生き延びたいという本能が「感情移入への驚くほどの近道を造りだして」いきます。彼は「アニーの気分に、彼女のサイクルにごく自然に同調することができる」ようになっていったのです。これは被虐待児の心理そのものです（第8章参照）。最後に夢うつつのなかで響く歌は《お袋さんを焼きつくせ……》。

主人公はアニーの偏執的な傾向を「ガッタ虫」と名づけています。英語の“gotta”は「……しなくちゃ」という意味の言葉です。この虫が取りつくと、それをせずにはいられなくなるのです。まさに取り憑かれてしまうのです。主人公も小説を書くという行為に取り憑かれますが、アニーには彼の書いた小説をいち早く読むというガッタ虫がついています。他人から疑いの目で見られたり、後ろ指をさされたりしないために、人目につく表の芝生をこまめに刈り、道をきれいにし、納屋の雪下ろしのための電気じかけを工夫する。これもガッタ虫のなせる技です。ところがその実、アニーの家のなかは汚れ放題になっていきます。食べることに取り憑かれ、アイスクリームの食べかすや容器があたりに散乱して惨憺たる様相を呈していくのです。

ここにはアニーという看護師の二面性が見事に描き出されています。もちろん、ここで看護師のみんながみんな、こうした恐ろしい二面性をもっているというわけではないことをいっておかなければ、フェアではありませんね。

愛情をめぐる看護の感情規則

『ミザリー』のなかでは、愛情がすぐに支配に変わってしまう、愛にまつわる葛藤が極端なかたちで描きだされていたのですが、看護という仕事のなかでは、愛情に関する感情規則ほど矛盾に満ちているものはありません。学生は、患者に対して個人的な感情をもってはいけないと教えられる一方で、患者に対して「愛情をもって」接しなさいと教えられます。同時に、「親身になって」看護すれば、患者はぜったいに良くなるという信念も植え付けられます。そのため学生は、懸命に受け持ちの患者に愛情を感じようと努力し（感情作業）、もし、それが達成できなければ、学生は「共感することに失敗した」と思い、患者のぐあいが良くならなければ「熱心さが足りなかった」と自分を責めることになります。その反面、患者にのめりこんでしまうと、巻き込まれすぎと非難されてしまうのです（第4章参照）。

実際、患者に好感がもてたほうがケアしやすいのは確かです。患者を好きになれないとき、看護師にとってケアすることが負担になります。とってつけたような笑顔で、無理してお世話するという表層演技をしなくてはならなくなるからです。

もちろん、看護師が患者に「自然な」愛情や愛着を感じることがないわけではありません。『命のカルテ』に登場するチャーリー・Aという男性看護師は[★3]、三〇歳という若さで子宮癌を発症し夫は子どもを連れて離婚という痛ましい境遇の女性患者をケアした体験を語っています。彼は苦痛で立ち上がることもできなくなった患者を、「恋人のように優しく抱いて」体重計に乗り、そっとベッドに横たえました。そのとき、彼はこのか細い女性に「いまだかつて味わったことがないほどの純粋な愛と親身の情に満たされた」と表現しています。彼はこれまで、日々の仕事を続けていくために「心のバリアー」を身につけてきたのですが、この激しい「真実の」感情の前に、そのバリアーはもろくも崩れ去ったのでした。

けれども、愛情をもって親身になって世話をすればするほど、亡くなったときには悲しみと無力感を味わいますし、よくなって退院したとしても、喜びとともに喪失の悲しみも味わうことになります。そんな体験を何度も繰り返しているうちに、「愛情をもって患者に接する」という感情規則は、ほとんど表層演技のレベルにしか適用されず、深層演技のレベルでは、「患者に愛情は禁物」という感情規則が支配的になってくるのです。そのため、たいがいの看護師は自分のことを「白衣の天使」とは思ってはいませんし、そうしたイメージで語られることに対して抵抗を感じています[★4]。

ちょっと横道

■スティーブン・キングの母親コンプレックス

のちにスティーブン・キングは『ドロレス・クレイボーン[★5]』という小説を書いています。主人公ドロレスは、三〇年前に夫を殺したとの噂のある女で、今また、住み込みで働いていた屋敷の女主人を殺した疑いで取り調べを受けているところです。

小説はドロレスのモノローグのかたちで展開します。彼女が仕えていた女主人は、年老いて身体の自由を失い、身のまわりのことはすべてドロレスに頼っていながら、頭も口も達者で、暴君のように振る舞っていました。ところが、ときおりせん妄でパニックを起こし、ドロレスが駆けつけてなだめなければなりませんでした。このあたりの、世話する者と世話される者との依存と支配とをめぐる微妙な力関係、そして騙しあいの構図は『ミザリー』と似ていますが、アニーがまったくの狂人として描かれているのに対し、ドロレスと女主人の関係は、泥沼のようでいてどこか人間の悲哀を滲ませたものになっています。

この本は、亡き母ルース（ネリー）・ピルズベリ・キングに捧げられており、ドロレスは母ネリーをモデルにしたといわれています。「訳者あとがき」によれば、彼の母ネリーは、医者から子どもは生めないと宣告されたために、生まれたばかりの男の子を養子にもらったのですが、その二年後に彼が誕生したのだそうです。父ドナルドは商船の船長で、放浪癖の持ち主だったらしく、彼が二歳になった年に、ふっと姿を消してそれっきり蒸発してしまいました。ドロレスにいったんは夫殺しの嫌疑がかかったものの、死体が発見されなかったために捜査が打ち切りになったという設定は、父が姿を消したのは、自分たちを置いて逃げたのではなく、母親が殺したのではないかという彼の幻想が下地にあるように思われます。

以後、母は女手ひとつで二人の息子を抱え、生計をたてるためにつぎつぎと実入りの悪い仕事をやって働きました。彼も兄もまともに母と過ごした記憶はないということです。この母は、彼が最初の小説『キャリー』を刊行する直前、癌で他界しました。……………■

「白衣の天使」というイメージ

「白衣の天使」のイメージを支えているのは看護師ではなく、むしろそれ以外の人々です。人が他人に親切にするのは、好意や愛情があってのことだから、看護も好意や愛情が基本にあるに違いないという信念がこのイメージを支えています。しかも、心細い思いをしているときに優しい声をかけてもらい、身体を拭いてもらったり、抱きかかえられたりすることは、幼いころの母親の世話を彷彿とさせます。実際、これは単に比喩的なものではないのです。

前章でも一部紹介しましたが、オリバー・サックスは映画『レナードの朝』で有名になった神経科医です。彼は旅先の山の中で骨折し、下肢の神経を損傷して一か月近くの入院を余儀なくされたときの体験を『左足をとりもどすまで』[★6]という本で詳細に語っています。それを読むと、入院を余儀なくされた患者の心理がよくわかります。

彼は一流の神経科医でしたから、入院するまでは「誇り高き理性、白日のごとく明晰な理性」を信頼していました。そして、人生においては、理性と意志によって、「強く男らしい判断力……冒険心、警戒心と積極性」によってなんでも成しとげられると信じていたのでした。ところが、入院によって、生まれて初めてそれとはまったく違うなにかを味わうことになったのです。それが「患者としての受動的な生活」でした。彼は、「大人としての、男らしい冒険心や積極性を放棄し、子供のように、辛抱強く、受動的でなければならなかった」と記しています。「私はよみがえる」という言葉だけがたよりでした。

ところが、一か月ほどで退院して回復期ホームに移ることが決まったときのことでした。彼は意識のうえでは「子供としてすごした病院を『卒業』し、もっと大人になりたい」と思っていたのですが、実際には次のような感情が湧いてきたのでした。

今までのように世話をされることも、子供のように慈しまれることもなくなる。意識のうえでは乳離れしたいと望みながら、無意識のうちにそれを恐れていた。すこしでも長く子供のようにあまやかされていたいと望み、乳離れすまいとしていたのである。

病院で患者が精神的に子どものようになってしまうことについて、サックスは、「それはいまわしい堕落ではなく、傷ついた生きものが生物学的に精神的に必要とする状態なのである。子供にもどらなくては、後退しなくてはならないのだ」と述べています。

このような退行状態のなかで、看護師が優しく頼りになる母親のように見え、そこに愛情を感じたとしても不思議ではありません。そのためか、入院した病院で看護師を見初め、その後結婚したというケースはめずらしくありません。それを「ナイチンゲール・シンドローム」というのだと、学生が教えてくれました。

さらに、「白衣の天使」のイメージは、どんなに嫌な人であれ、どんなに悲惨な場面であれ、ふつうの人なら逃げ出すようなところへも出かけていって公平に愛を捧げるという、無私の奉仕者のイメージです。中井[★7]は、「今日なお医師すら踏み込むのをためらうフランスの不潔病棟に立ち入るのは、誰よりもまずカトリックの看護尼である」と記しています。英国では、師長のことを修道女と同じくシスターと呼びますが、修道院のなかで看護がおこなわれてきた名残りなのかもしれません。

このように、悲惨さのなかにあってどんな人間でも愛せるという聖女のイメージが看護師の陽画《ポジ》だとすれば、その陰画《ネガ》は娼婦のイメージです。何人もの人に愛情を売る女。皮膚と皮膚との身体的接触《タッチング》が呼び覚ます男性の性的ファンタジーと倒錯した依存欲求との結合です。第2章で紹介した、少年アシタカを少女サンが看病するシーンに、少年と少女の健康なエロティシズムが欠けているという不満も、同じようなファンタジーを伝えています。「少年と少女の健康な」と限定句つきなのは、筆者のせめてものたしなみというものかもしれません。アダルトビデオやコミックでエロチックな欲望の対象として看護師が描かれる場合、看護師を隷属的な存在として支配するサディスティックな欲望と、逆に自分が母親のような看護師に支配されるマゾヒスティックな欲望とがないまぜになっています。「倒錯した依存欲求」といったのはそのせいです。

しかし、現実には、一日に何十人もの人にひたすら愛情を注ぎつづけるなどということができるわけはありません。もし、そうしたとしても患者が不治の病いに冒されていて、ほとんどなすすべもない場合、なんという空しさでしょう。看護師ならば患者の糞尿や吐瀉物を喜んで始末するものだと主張するのは、偽善というものです。看護師といえども、嫌なものは嫌ですし、不快なものは不快なのです。だからこそ、職業としておこなうのです。ただし、職業である以上、決して嫌そうにはやってはならないのが看護師の務めです。不快なものを不快そうにやったとすれば、職業人として失格とみなされます。患者に悪いことをしたと感じさせたり、看護師に対して負い目を感じさせてしまったりしてはならないからです。

では、看護師を動かすのが患者に対する愛情ではないとしたら、ちょっと大げさですが、人類愛というのはどうでしょうか。人類愛というものを、一般的に「人間が好き」ということととるなら、さほど抵抗なく受け入れられるような気もします。実際、スミス★8も示しているように、看護師を志望した動機を聞くと、「人間が好きだから」という人は少なくありません。けれど、人類愛という言葉を聞くと、私はどうしてもドストエフスキーの書いた小説のなかに出てくる、ある登場人物の言葉を思い出すのです。あまり昔のことで、なんという小説だったか思い出せないのですが、たしかこういう言葉だったと思います。

　私の人類に対する愛情は日に日に深まっていくのに、私の隣人に対する憎しみは、日に日に強まっていくのだ。

　うーんわかるなあ。病いに倒れ、傷つき、苦悩する人に対して、やさしく手を差し伸べたいという気持ちはあふれんばかりにあるのです。けれどその「人」が、この目の前でしつこくナースコールを押しつづけている、いやらしいことばかり言う、約束を破って勝手なことばかりしている、この患者か、と問われれば、「うーん」となってしまいます。この人に何かしてあげようと思うのは、愛情というより職業意識からだと断言したくなる場合はしょっちゅうです。そんなときには、「だってこれでお給料をもらっているのだから、がまんがまん」と自分にいい聞かせるのです。

　しかも、愛情ゆえといわれれば、あたかも努力せず自然にやさしくしているようではありませんか。とんでもありません。しかも愛情だとしたら、見返りを求めてはいけないということになりかねません。無条件の愛こそ至高のものと考えられているからです。愛情に報酬は不要と人々は信じたがっています。ホックシールド[★9]は、共稼ぎの夫婦のなかでの感情労働を分析し、家事と育児といった仕事（第二の勤務《セカンド・シフト》）を積極的に分担しておこなっている夫は少なく、多くの夫は頼まれればやるが、妻に対して愛情や感謝といった気持ちさえあれば十分だと考えていることを明らかにしました。そこには「男らしさ」に関する信念もからんでいます。しかも分担している夫も、家事や仕事を自分がおこなうことは夫としての当然の義務ではなく、気づかいや世話といった妻の感情労働に対する、お返しだと考えていました。一方、妻もまた、夫が家事を分担してくれないのは、夫の思いやりのなさだと思っていました。もちろん妻は思いやりだけで満足していません。そこで、家庭のなかでのセカンド・シフトをめぐってジェンダー・イデオロギーにかかわるバトルがくりひろげられ、なかには離婚の危機さえ生じていた夫婦もあったのです。別の角度から見れば、家事という仕事が互いの「思いやり」を示す贈り物のように取り扱われていることがわかります。

●看護師のケアに映る家族関係

看護における愛情という感情規則は、家庭のなかの母親もしくは妻の役割に適用される感情規則と似通っています。歴史的に見ても、看護という行為の原点が家族における配慮や世話にある以上、看護師に家族内でケアを引き受けてきた女性のイメージが当てはめられるのは、やむをえないことなのかもしれません。けれども、それは一方で、看護師は、母親や妻が感じるような「自然な」愛情を患者に対して抱くものだという、看護師としては、たいへん迷惑な思い込みをも生んでいます。

人間の感情の源は、すべて家族のなかにあります。そこには、愛情や思いやりといったポジティブな感情ばかりでなく、憎しみや怒り、嫉妬、悲しみ、絶望感といったネガティブな感情もまた、存在しているのです。しかも、憎しみは愛とからみあい、憧れは嫉妬と隣り合わせです。どちらか一方だけ、ということはありません。ですから、家族のなかの自然な感情ほど、複雑で取り扱いの難しいものはないのです。したがって、関係が家族に近くなればなるほど、親しくなればなるほど、必要とされる感情労働は複雑なものになっていくのです。プライマリー・ナースの仕事が難しくなるのはこのためです。ところが、当たり前に考えれば、母親でさえ子どもにいつも愛情と優しさを感じているわけではないことや、まして妻が夫に感じる感情はそんな単純なものではないということはすぐわかるのに、どういうわけか、看護師の場合だけはポジティブな感情以外はもってはいけないように思われているのです。

さらに、看護師に母親や妻のイメージを重ねあわせることで、これまでの家族制度のなかに潜んでいたジェンダー・イデオロギーが、そこにあらわれてきます。ホックシールドの『セカンド・シフト』でも示されたように、気づかいや世話といった仕事は女性の役割であり、看護師にとって本来的で自然な役割とみる見方です。その役割は、父親や夫のイメージを重ねあわされた医師の、家父長的な男性役割と対をなしています。

臨床チームのなかでも、頭を使って考えたり、決断したりするのは、看護師ではなく医師の仕事だと思われがちです。

すると、患者の気持ちをケアするのはもっぱら看護師の仕事ということになり、医師の思いやりのない言葉や態度に傷ついた患者をなぐさめるという仕事まで看護師に任されてしまうのです。これは、チームワークではありません。看護師から考える力や習慣を奪い、医師から共感し、気づかいする力や習慣を奪っているとしたら、それは重大な問題です。

さらに、ジェンダー・イデオロギーは仕事ぶりの評価にも浸透しています。女性の仕事はこまやかでていねいという信念です。男性が細かいことを気にすると、「男のくせに」と非難されるのですが、女性の場合は「こまやかな気づかい」ということになります。逆に整理整頓が苦手だったり、仕事が雑だったりすると、「女のくせに」と非難されます。そのためソルデン[★10]は「注意欠陥障害 Attention Deficit Disorder（ADD）」の女性が、同じ障害をもつ男性よりも、社会のなかできびしい目で見られ、本人の悩みもまた深刻であることを指摘しています。看護師も、家庭の妻あるいは「嫁」と同じく、手際よさだけでなく、ていねいな仕事ぶりが評価されるのです。

ところで、「優しさ」「ていねいさ」が女性特有のもの、「きびしさ」「たくましさ」が男性特有のものというステレオタイプなジェンダー・イデオロギーによって形づくられた感情規則は、女性看護師だけでなく男性看護師をもいわれなき偏見にさらすことになります。『命のカルテ』に登場する看護師チャーリー・Aは、「看護士なんてめめしいホモのやることだと思っている男たちもいる」[★11]と語っています。実際には、男性以上にたくましい女性看護師も女性以上に優しい男性看護師も大勢いるというのに、男性だからというだけで、男性看護師が優しさより腕力を期待されるという、性差別的な状況も見られます。[★12]逆に、女性医師の場合には、ある種のジェンダー・アイデンティティの危機を体験することがあるかもしれません。

看護とセクシュアリティ

看護師が母親のイメージと重ねあわせられることの理由のひとつに、看護師が日常的な世話をとおして、患者の身体と直接に接触するということがあげられます。赤ん坊の世話には、母親の皮膚と赤ん坊の皮膚との接触《タッチング》が不可欠です。それによって、赤ん坊と母親とのコミュニケーションが可能になり、赤ん坊は安心感を得ます。看護師も、清拭や処置などで患者の皮膚にしばしば接触します。それが安心感をかもし出すのです。人との親密な関係を恐れる統合失調症患者には、人に触れられることを極度に嫌う人がいますが、看護師が処置のために触れることは、意外と受け入れてくれるものです。引きこもりの強い患者でも、ちょっとした怪我に絆創膏を貼ってあげたり、爪を切ってあげたり、髪を梳かしてあげたりすることが、かかわりのきっかけになることがあります（もちろん、タイミングというものはありますが）。出口[★13]は、退行状態がはなはだしく、他者との交流を拒絶していた慢性統合失調症患者に、入浴介助や髭剃りといった行為をとおして働きかけ、人間的な感情反応を引き出すことに成功しました。彼女はその体験から、日常生活援助の治療的意味を明らかにし、看護における「母なるもの」を考察しています。

ところが、大人同士の親密な皮膚の接触にはもうひとつの意味あいが含まれてきます。それは前にも述べ

ちょっと横道

■看護師が家族をケアするとき

医師のあいだでは、患者が家族である場合は手術しないという不文律があると聞きます。あまりにも身近な存在に対しては、感情が邪魔して判断が鈍ってしまうと考えられているからです。けれども看護師は、家族が病気になったときには、看病や介護の責任を免除されることはありません。それどころか、看護師だからやって当たり前、得意だろうと思われるのです。ここにも看護師が「職業として看護の仕事に従事している人」というよりも、「生まれつき人をケアする性格や宿命をもった人」として扱われることがあらわれています。そして、看護が愛情から発しているという見方が、看護師が家族を看護するのは当然という、看護師にとってははなはだ迷惑な思い込みを助長します。

けれども、他人だから看護できる、仕事だから看護できるということが多いのです。実際に親を介護することになれば、看護師だろうがそれ以外の職業であろうが、大変なものは大変なのです。やって当たり前のように思われたのではたまったものではありません。しかも看護師の場合、単にお世話するだけでなく、医療者としての知識や技術の提供からときには生死にかかわる決断の責任まで負わされることがあります。それはなかなか断りづらく、どれほどの負担かを理解してもらえないことが多いのです。……………………■

た、性的な意味あいです。皮膚には性的刺激の受容器があります。そのために皮膚接触を伴う看護師—患者関係に性的な要素が混じりこんでくることは、避けられないことなのです。日本ではまだ男性助産師が認められていないのも、そうした側面が作用しているのでしょう。

そして、このことは、患者だけの問題ではありません。男性・女性にかかわらず、患者との接触に性的な要素を感じ取ったとき、看護師は当惑させられます。患者と結婚する看護師がいるくらいですから、患者に性的魅力を感じることもめずらしくはないはずですが、そうしたときにどう対処すればよいのかについては、誰も教えてくれません。たいていの場合、秘密にされ、なかったことにされてしまいます。

また、みずからのセクシュアリティや性的能力に不安を感じている男性ほど、自分の男性性を誇示し証明しようとして、セクシュアル・ハラスメントまがいの行動を示すものです。若く、立場の弱い学生はそのターゲットとなりやすく、老人施設でアダルト・ビデオを一緒に見ようとしつこく迫られたとか、患者と一緒に散歩に出て、写真を撮るから白衣のスカートを少し持ち上げるようにといわれたとか、笑えないエピソードがたくさんあります。しかも、患者は「受容」しなければならない、患者の機嫌を損なってはいけないと考えるあまり、はっきりと断れなかったという学生もいて、学生たちに対する教育の欠陥を感じさせられます。

患者が意識的に性的行動を示したとき以外でも、患者の裸の身体に接触するときには、少なからず看護師は戸惑いを感じるものです。そのため、男性を剃毛する場合は、男性職員にやらせるという病院もあると聞きました。寺沼[★14]は、うつ状態で寝たきりの患者の陰部洗浄をしている際に、男性性器が勃起してしまうことがあり、そのことでとても傷ついたという看護師の証言を報告しています。単なる生理的反射とは割り切れないものがあったようです。この体験は、当の看護師にとって、極端にいえば精神的にレイプされたような衝撃といってもよいほど強烈だったようなのですが、うつ状態の患者を責めるわけにもいかず、かといっておおっぴらに話すわけにもいかず、ひそかに看護師の胸の中にしまいこまれていたのでした。

さらに、セクシュアリティの問題は異性どうしの場合だけに限りません。女性看護師が女性患者に、あるいは男性看護師が男性患者に、親密な感情をもたれたり、もったりすることもあります。実際、精神科病院のなかで男性看護師が男性患者に性的虐待をしていたということもありました。

看護師として女性の生理の処置などをしなければならないときや、乳房に触れなければならないときなどは、同性としてもかなり戸惑いを感じるものです。女子病棟では、すぐ抱きついてくる躁状態の患者や、しきりに性的なことばかり口にする患者を見ることが、女性同士であっても——むしろ、女性同士だからこそ——、つくづく苦痛に思えたものでした。べつに私がお上品だったというのではなく、自分のなかで抑圧しているものを、目の前にさらけ出されているように感じたからです。

スミス[★15]の研究でも、男性患者よりも女性患者のほうが看護師に敬遠される傾向があることが報告されています。敬遠される理由のひとつは、排泄介助の身体的負担にあります。男性の場合は、移動できなくても尿器を使って自分で排尿が可能ですが、女性の場合は腰を浮かせて便器をあてがったり、ポータブル・トイレに座らせたりしなくてはならず、労力が大変だというのです。性的要素については触れられてません。

さらに、女性である看護師と女性患者のあいだにジェンダー役割をめぐっての葛藤があることもスミスは指摘しています。つまり、看護師の目から見ると、女性患者は入院して家事から解放されて喜んでいるふうに見られがちで、あれこれと看護師を小間使いのように使うと感じられています。

私の知る限りでも、婦人科病棟はもっとも難しい病棟のようです。病気が治療しにくいというわけではありません。婦人科疾患の多くは患者のセクシュアリティにかかわっており、患者の不安も高く、それにかかわる看護師も気をつかってしまうのです。それにホルモンや更年期といった生理学的な変化が患者の情緒的な不安定さの要因ともなっています。患者たちは、はつらつとして働く（少なくとも外見は）健康な女性としての看護師に嫉妬し、自分が喪ってしまったものの大きさを知ります。もちろん、それははっきりと口にされることはないかもしれませんが、看護師を悩ませるしつこい訴えというかたちであらわれるのです。

かてて加えて、患者もスタッフも女性ばかりの病棟だということが、病棟内の人間関係をさらに難しくします。女ばかりの集団の難しさについては第10章でも述べますが、嫁姑のたたかいのようないびりあいが起きがちなのです。そのダイナミクスのなかに看護師も巻き込まれて、つくづく女の性《さが》を見せつけられ、うんざりさせられるようなときがあります。

看護教育とセクシュアリティ

性にまつわる感情は、一般社会でもあまりオープンに語られることはありません。学校では保健の授業で性教育がおこなわれてきているようですが、看護学生を見る限り、セクシュアリティという問題を、自分たちの存在にかかわる問題として互いに語り合うまでにはなっていないようです。図書館にある看護とセクシュアリティに関する文献のほとんどは、さまざまな患者の性的問題について述べていても、そうした患者を看護する際に、看護師がどのような体験をするかについて触れている文献はごくわずかです。その数少ない文献のひとつに[★16]、看護学部の学生と修士課程の学生を対象にした、患者の性の問題で不快に感じることについての調査が載っていました。それには、右に述べた悩みのほかに、「同性愛の患者」や「妊娠した思春期の少女」に対してどう接したらよいかといった問題や、長期入院患者や高齢の患者、精神疾患患者などを看護する際の「患者が自慰をしているとき病室に入ってしまったら、どうしたらいいでしょう」というものがありました。学生が臨床の場で、さまざまなセクシュアリティにまつわる葛藤を経験していることがわかります。

ところが、看護教育のなかで、学生たち自身のセクシュアリティを脅かすことがおこなわれているのです。たとえば、演習で、学生たちどうしで浣腸や乳房マッサージをさせあう学校があると聞いたことがあります。実際、学生どうしで浣腸することを授業のなかでやらされたという学生の一人は、その恥ずかしさや罪悪感のために友だちという感情をもてなくなったといっていました。希望者だけということだったらしいのですが、そこで「やりたくない」と拒否する勇気がなかったのだといっていました。看護師として患者にやる以上、自分がやりたくないとはいえないと思ったのだそうです。実際に臨床でこうした技術を用いるときは、患者は便秘で苦しんでいたり、乳房が張って相当痛みがあるときです。ですから、そうした処置をやれば喜んで感謝してもらえることなのに、患者に不快で苦痛な思いをさせるだけの処置として学校で刷り込まれてしまうとしたら、それは不幸なことといわなければなりません。教育が、かえって学生を傷つけたうえに自分の仕事に誇りをもてなくさせているようなものです。

4 ｜「共感」という神話

わたしたち自身の感情についてじっくり話したかって？　いいえ！　わたしたちの話題は患者さんに対するケアの問題であって、けっしてわたしたちの心の内側についてではなかったわ。

ジャン・ウィリアムズ

看護にはいくつかの神話があります。「共感」という言葉はそのひとつでしょう。看護のなかで「共感」という言葉が語られるとき――それは看護師・患者関係を取り扱った文章には必ずといってよいほど登場するのですが――そこには何かとくべつな価値が込められているようです。

看護学生が初めて看護を体験する基礎実習に際しては、患者を共感的に理解することを目的として掲げている学校がほとんどではないでしょうか。そのため、学生は患者のいうことを「共感的に受け止めなくては」と躍起になっています。けれども、これほど頻繁に使われ、ほとんど看護のなかでは常套句と化しているにもかかわらず、その実体や意味するところは実にあいまいなのです。その結果でしょうか、たとえば、学生の記録には共感という言葉がこんなふうに登場することになります。

朝、挨拶にいくとAさんが機嫌よく「きのうお見舞いにきてくれた会社の同僚が『顔色がいい。ちっとも病気じゃないみたい』っていってくれたのよ」とうれしそうに話してくださった。昨日の検査結果が前回より悪くなっていることに気が付いていないのかもしれない。心配だったが、Aさんが「このごろ気分もいいし、うれしいわ」というので、「そうですね」と共感しておいた。……

実は、Aさんは末期癌に冒されていて、しかも告知されてはいなかったのです。学生は「共感」という言葉を、相手のいうことをそのまま肯定するという意味で使っています。その先を見てみましょう。

Aさんは今日も「いつになったら退院できるかしら」と私（学生）に聞いてきた。私は何といってよいかわからず、黙ってAさんの話を傾聴することにした。……

ここでは「傾聴」という言葉が登場していますが、それは「言うべき言葉が見つからず、ただ黙って聞く」という意味で使われています。ほとんど前に出てきた「共感」と同じような意味あいです。

ほかに「受容」という言葉も、「傾聴」と同じく「共感」に置きかえることができます。この三つの言葉は、とにかくなんでも患者の言うことを無条件に受け入れること、自分の価値判断や感情、意見などはいっさい差しはさまず、反論もしないという意味で使われます。つまり、患者と看護師である自分が一致していることが「共感」や「受容」や「傾聴」の前提となっているのです。

教科書に見る「共感」の定義

学生がこのような意味で「共感」という言葉を使うのはなぜなのでしょう。そう思って教科書を調べてみて、おもしろいことに気がつきました。日本の看護の教科書でこの言葉が登場するのは、精神看護に関する箇所に限られているのです。しかも単独では出てきません。たとえば、医学書院から出ている『系統看護学講座』の索引をみてみると、基礎看護学の領域では「基礎看護学総論」の巻に「共感的理解」という言葉が出てきます。けれどもそれは一般の看護についてではなく、「精神療法を受けている患者の看護」の章のなかで、カール・ロジャーズの来談者中心療法についての解説のなかで紹介されているに過ぎません。精神看護学の領域では「精神保健看護の基本概念」の巻の、しかも本文でさえなく、巻末資料の用語解説のなかに「共感的理解」という言葉が出てきます。それはこんなふうに説明されています。

> 相手の立場に自分をおいて、相手の気持ちになり、その見方や考え方にたって相手が体験している世界をともにわかろうとすること。「いま、ここで」ともに感じる共通の感じ、すなわち「通じ合った」という感じなどと表現され、相手の感情に巻き込まれたり同調したりしないという点で同情と区別され、看護において重要なものとして強調されている。

日本看護協会出版会から出ている『看護学体系』では、「成人の看護」の巻の、これも「精神科看護の基本となるもの」という章で、精神に障害をもつ人をケアするうえで看護師に要求される能力として「共感できる能力」があげられ、それは「相手の中に生じている感情を、あたかもそれがまさに自分が感じている感情であるかのように感じ取れる能力のこと」とされています。ただし、これにも「感じ取った感情に看護師が巻き込まれない」という条件が付けられています。ほかの会社のテキストも似たり寄ったりです。

米国では、オーランドやペプローなどを代表とする、精神科を専門とする看護師たちが現代の看護理論を発展させてきました。ヘンダーソン[★1]の「看護過程」についての論文には、米国で「看護過程」が生まれた当時は、現在のような問題解決に焦点を絞ったアプローチとは異なり、患者と看護師のあいだのコミュニケーションが看護過程の不可欠の部分と見なされていたと記されています。それはロジャーズの内省技法のある部分を取り込んだものなのだそうです。それがそのまま日本に輸入されてきたということなのでしょうか。

それにしても、日本のテキストだけをみると、「共感的理解」は主に精神看護領域に関することであって、一般の看護にはあまりかかわりがないかのように取り扱われています。たしかに「共感 empathy」という言葉はさまざまな精神療法で用いられており、治療者の主要な機能とされています。[★2]けれども、看護のなかでは精神看護学以外のテキストでは扱われることがないというのは、一体どうしたことなのでしょうか。ほかの領域では、看護する際に共感はさして問題にならないのでしょうか。それとも、わが国の看護において、看護師の感情が軽視されていることのひとつのあらわれなのでしょうか。

共感と巻き込まれ

看護教育では、看護師が自分の感情に対して、どのような態度をとるべきかについて、ある種の規範が教え込まれています。けれども、それはさほど明確ではありません。たとえば、看護の教科書に記載された

「共感的理解」の説明には、「相手の気持ちを自分のことのように感じること」に加えて、「巻き込まれないこと」という付帯条件が付いていました。これはすでに述べたようにロジャーズの考え方によっているのですが、この「巻き込まれ」ということがどのようなことを指すのかについては、どこにも説明がありません。「相手の感じている感情を、あたかもそれがまさに自分が感じている感情であるかのように感じる」ときには、多少なりともすでにその人は巻き込まれているのではないかと思うのですが、はたして人は巻き込まれることなしに他人に共感することができるのでしょうか。いずれにせよ、学校でこう教えられるものですから、学生は今、自分は患者に共感しているのだろうか、それとも巻き込まれているのだろうかと考え込んでしまいます。こんな区別をすることに、どんな意味があるのでしょうか。

そしてさらに問題なのは、共感は良いこと、同情は悪いことのように、暗にそこに価値が付与されている点です。このため、学生たちは患者とのかかわりのなかで深刻なジレンマを味わうことになります。相手の気持ちに近づけば近づくほど、そしてその気持ちがわかる気がすればするほど、「巻き込まれている」という否定的評価にさらされるからです。同じように否定的に使われるのが、「同一化」という言葉です。患者の気持ちが自分のことのようにひしひしと感じられる状態は、まさに同一化といってよい状態なのに、なぜかこの同一化ということに対しても、同情と同じく否定的評価が与えられているのです。

私の勤務する大学の精神保健看護学実習の自己評価表には「援助的人間関係を築く」という項目を設けていたのですが、教員から見て共感能力が高く、よく患者の感情に寄り添えたと思える学生ほど、えてしてこの項目の評価が低いのです。彼らは、肯定的な感情にせよ否定的な感情にせよ、患者に対して強い感情を抱いたことで、自分は患者に巻き込まれてしまい、適度な距離が保てなかったことを自分の失敗と感じているのです。そして、患者との関係に自分の感情（私情）を差しはさんでしまったことを、まるで悪いことをしたかのように感じています。このことからも、「本当の」看護師は私情には流されないものという感情規則がすでに学生のうちにできあがっていることがわかります。そこで、最近、点数で自己評価することをやめ、実習中にどんなことが起こったのかを記述する形式に改めました。

それにしても「私情」という日本語は奇妙です。「公情」という言葉はないのに、「私情」という言葉の存在そのものが、感情には公に認められる感情と公式には認められない感情とがあるという事実を明確に伝えています。さすが「ホンネ」と「タテマエ」という言葉のある国です。けれど、「私情」という言葉は、「私情をはさむ」とか「私情に流される」など、良い意味では使われません。公に認められない個人の感情には低く否定的な価値しか与えられていないのです。

また、共感ということに対して肯定的な価値を与えていることと、看護という労働にまつわる感情規範とがまざりあって、深刻な誤解が生じています。それは、看護師としてよしとされる感情、すなわち患者に対して肯定的な感情が生じたときだけを、共感として捉えるという誤解です。学生たちも患者に対して腹が立ったり、嫌だと感じたり、こわいと感じたりすることを共感だとみなしていません。むしろ、共感できなかったと思っているのです。

●――「感じる」ことと「わかる」こと

精神療法において共感が治療者の主要な機能とされているのは、それが患者を理解するためのほかには代えがたい手段だからです。コフートは共感を観察の一形態とも述べています。つまり、共感イコール理解なのではなく、共感をとおして理解にいたるプロセスこそが、治療なのです。

共感が起こったとき、すなわち、相手のことがあたかも自分のことのように感じられたとき、一瞬「わかった」という気になりますが、実はそれは本当に「わかった」ことにはならないと土居[★3]は述べています。本当に「わかる」ためには、まず「何がわからないか」が見えてこなければならないというのです。そのためには「わかった」ことと「わからないこと」とを分けなければなりません。共感的に理解するということには、直感的に「感じる」ことと、「分ける」こと、すなわち、感情と理性の二つの働きが必要なのです。

宮本[★4]もカウンセラーのクライエントへの共感的理解について、やはりロジャーズの考え方から「クライエントの感情と自分自身の感情とを混同せず、『まるで……のように』という距離感を失わないこと」が重要であると述べています。「混同せず」というからには、どこまでは自分に由来する感情で、どこからが相手に由来する感情かを、分けて考えなければならないということになります。さらにそのうえで、「カウンセラーには、クライエントの感情の動きを刻一刻感じ取りながら、それが相手にとって何を意味するかについてたんねんに読み取っていくというきわめて知的な作業が求められている」というのです。つまり、共感自体はある種、非言語的で身体的感覚的なものですが、それをある種の知的作業と結びつける全体《ホーリスティック》的な人間の営みが共感的理解ということなのです。ちなみに宮本[★5]は、その具体的方法として、「異和感の対自化」という方法を提唱し、相手と一致することよりもむしろ自己一致することの重要性を強調しています。

ここで、私が指摘したいのは、知的に「分ける」作業すなわち理解が重視されるあまり、そもそもの非言語的で身体感覚的な感情体験としての共感が軽視されているのではないかということです。何を感じたかが十分吟味されないまま、「客観的に」現象を説明することが最優先されてしまい、結果的に看護師や治療者がどんな感情体験をしているかについての関心や配慮が抜け落ちてしまっているのではないでしょうか。

看護教育における感情の位置

看護教育では、共感が大事だといいながら、一方で「患者に対して看護師は感情的になってはいけない」という職業上の感情規範も教え込んでいます。とにかく看護師の感情にはあまり配慮が払われないのです。ウィーデンバック[★6]のプロセス・レコードを見ても、看護師がその場面で何を感じたかではなく、どう思ったかに焦点を当てているように見えます。実際、学生がまず書くのは、「感じたこと」ではなく「思ったこと」です。たとえば、患者が不機嫌でベッドに横になったまま、「おはよう」と声をかけても返事をしないというような場面で、「前夜よく眠れなかったのか」とか「体調が悪いのか」「昨日のことを怒っているのか」など、もっぱら患者についてのアセスメントが記されるのです。こうした場面で学生が、「またか」とムッとするのか、「体調が悪いのかしら」と心配するのか、それとも「何か私が悪いことしたかしら」と感じるのかでは、次の行動がまったく違ってきます。看護が違ってくるのです。

ところが、看護のなかでは主観的に「感じ取ること」に関しては、「考えること」ほどの価値が認められていません。どこかに「客観＝正しい」、「主観＝誤り」という固定観念があるように思えます。[★7] そして、できるだけ「主観」を排除し、なんらかの具体的根拠のある「客観性」がなければならないと思っているのです。この客観性や主観性についての価値判断には、感情と理性を別々なものとして切り離したうえで感情を理性より一段劣ったものとする、従来の価値観が反映しています。それは、感情的であることは恥ずべきことという意識と結びついています。日本語では「感情的な」という言葉は良い意味で使われません。そして感情的になると「女々しい」といわれるように、女性差別的な価値観とも結びついているのです。

けれども、言葉で説明できるものはたいして重要なことではありません。星の王子様ではありませんが、「いちばんたいせつなものは目に見えないものなんだよ」というわけです。人間にとってもっとも深刻で、もっとも理解が難しいのは、言葉にできないもの、なにかモヤモヤとしてわけのわからないもの、心の奥底に隠されていて自分でも気づいていないような感情なのです。

そうした感情は看護する側にまったくわからないかといえば、そうではありません。非言語的なサインをどこかで発していて、インパクトのようなものを伝えてきます。言葉にできないからこそ、言葉でない何かでこちらに伝えてきているのです。これを捕まえることができるのは、看護師の感性です。「感情には感情をもって対応するほかはない」[★8]のです。

感情の対称性

大学の授業や研修会でよくこんな演習をおこないます。まず、二人一組になり、どちらか一方が話し手になり、もう一方が聞き手になるように指示します。これは対人関係技能のトレーニングとしてよくおこなわれる方法です。次に、聞き手は話し手の話を無視して聞かないように指示を出します。すると、どういうことが起こるでしょうか。

話し手になったほうは、ちょっとでも相手の反応を得ようと声を張り上げたり、おもしろおかしい話をしたりして必死に相手の関心を引こうとします。相手にしがみつかんばかりに近づいてしゃべる人もいます。相手がそれにつられまいとして、そっぽをむいたり、うつむいてしまったりすると、無理にでも自分のほうに向かせようとする話し手もいます。そうかと思うと、反応がないのを見てすっかり諦めてしまい、不機嫌に黙りこんでしまう人もいます。やがて、それまで一所懸命話しかけていた人もしだいに口数が少なくなり、当惑したようにあたりを見回しはじめます。なかには、くすくすと笑い出してしまって続けられないペアもいます。こうした「聞かない」やりとりを続けられるのはわずか数分のことです。ときには二分ともたないこともあります。

このとき二人はどのような感情を体験するのでしょうか。

話し手の反応でもっともポピュラーなのは、相手が反応を禁じられているとわかっていても、無視されたことに憤りを感じて「話してなんかやるものか」と思ったというものです。「こっちを向いてくれないから、ぶん殴ってやろうかと思った」という人もいます。「悲しい」、「さびしい」、「一人ぼっち」と感じた人も大勢います。「空しさ」を感じたり、「話している自分がばかばかしく思えた」という人や、「どうして相手してくれないの」と恨みの気持ちを語る人もいます。なかには「この場から逃げ出したくなった」という人もいました。

では、反対の、聞かなかった聞き手のほうはどうでしょうか。こちらの反応は少々複雑です。「無視するように」と教員から指示されているのですから、堂々と無視できるはずなのに、聞かないことに「すまない」と感じたり「うしろめたく」思ったりします。悲しくなったという人もいます。「どうしてこんなことをさせるのか」と教員に腹が立った人や、話し手に対して「いいかげんにあきらめて黙ってほしい」とイライラしたという人もいます。この場から出ていきたいと感じた人もいました。誰もおもしろかったという人はいません（いてもいいと思うのですが）。

話し手のあらわしている怒り、孤独感、無力感、空虚感は、明らかに「うつ」に特徴的な気分です。黙り込んでしまう「引きこもり」も、この場から逃げ出したいという「逃避」もうつによく見られるものです。[★9]

つまり、ほんの数分、関係が断絶するだけで、人は「うつ」になるのです。しかも、自分でその状況をどうにもできないとき、「うつ」は決定的なものになります。

一方、聞かない聞き手のほうも、実は「うつ」になっています。「すまない」という自責の念や罪悪感、悲哀、逃避、引きこもりといった「うつ」に特徴的な感情を、聞き手のほうも体験しているのです。つまり、二人の人間がいて、互いにコミュニケーションをとろうとしてとれないという状況のなかでは、二人ともがそれぞれに意味は違っていても同じ「うつ」の感情を体験しているのです。むしろ、「うつ」の感情は、つながりの切れた状況そのものから生み出されてくるといったほうがよいでしょう。

このように、感情というものは個人のものでありながら、状況に埋め込まれているものです。ですから、ひとつの状況にかかわる人間は、ある感情を共有することになります。そこで、二者関係のなかでは、両者にある対称性をもって感情が生じるのです。

●——関係の一様式としての共感

共感は目に見える反応ではありません。ある関係のなかで、人がある感情を体験する、その内的体験そのものが共感です。共感は関係の一様式といえます。したがって、「そうですね」と言う行為自体を共感と呼ぶのはおかしなことなのです。むしろ、共感はこうした行為の背後に存在しています。

この章の初めに述べた、末期癌ということを告知されていない患者Aさんを受け持った学生の事例に戻って見てみましょう。この学生は、記録には記されていませんが、Aさんとの対話のなかで、さまざまな感情体験をしていることは誰の日にも明らかでした。

学生は、真実が隠されていることにAさんが気づかず、ぐあいが悪くなっているとも知らないまま、見舞いに訪れた会社の同僚の善意から出た嘘（顔色がいい。ちっとも病気じゃないみたい）を真に受けて喜んでいることに不安とせつなさを感じていました。そして、自分も嘘をつかなければならないことに対して、「Aさんに悪い」という罪悪感と、うかつな自分の一言で嘘がばれてしまうのではないかという不安、それによってAさんを傷つけてしまうのではないかという恐怖を抱いていました。さらに、この事態に対し、自分一人ではどうすることもできない無力感も感じていたのです。

一方、Aさんも真実にまったく気づいていないわけではなさそうでした。自分の病状がはかばかしくないことに怯え、もしかしたら退院も無理なのではないか、みんなが嘘をついているのではないかと疑心暗鬼になっている可能性もありました。学生に「いつになったら退院できるか」と聞いてみたり、ことさらうれしそうにして見せたりするのも、そうすることによって学生の反応から何かを読み取ろうとしているのかもしれません。その、どことない危うさは、学生にも伝わっていました。Aさんの話し方にどことなく無理があり、「わざとらしい」と学生は感じていたのです。つまり、実は二人とも疑い深くなり、不安と無力感に怯えていることを、無言のうちに伝えあっていたのでした。

ひとは無意識のうちに「相手の反応から何かを読みとる」ということをおこなっています。この場合、Aさんの不安がなんらかのかたちで学生に映し出されれば、それによって、Aさんは自分の不安と向き合うことになります。しかし、そのとき不安は共有されていて、ひとりっきりではありません。こうした相互の照り返し（リフレクション）のなかで人は自分に気づくことができるのです。

5 | 身体が語る言葉

ナースとしてわたしたちは肉体的なケアを超え、人間そのもののケアをする。老人看護には相互依存の交わりがある。そう、わたしたちは肉体的にも感情的にも惜しみない努力をするけれど、高齢の患者さんたちからは決意を学ぶの。歯を食いしばってたえること――ひたすら前へ進むことを。

マーシー・O

どんな病棟にも、どことなく看護しづらいと感じる患者がひとりはいるものです。なかでも、たえず痛みや不快感を訴え、とりつく島がないような患者には苦労します。Bさんは、そんな患者のひとりでした。

不機嫌な患者

Bさんは七〇歳になる女性です。腎臓が悪く、人工透析も効果がなくなっていました。そのうえ心臓の機能まで悪化し、ほとんど寝たきりの状態でした。しょっちゅう「寒い」「だるい」「気持ち悪い」などと訴えるのですが、何かしてあげても、ありがたがるどころか、反対にあれこれ文句をつけるのです。

Bさんは裕福な家の奥様でした。ずっと身の回りのことはお手伝いさんがやってくれていたそうで、そのせいで人使いが荒いのだろうと看護師は思っていました。学生が受け持ってからも、「寒い」というので「それでは温かくしましょうか」と尋ねると、今度は「分からないわよ」と木で鼻をくくったような返事を返すというぐあいでした。まるで「さっさとなんとかしたらどうなの」といわんばかりなのだそうです。学生は二日目にして嫌気がさしていました。教員が心配して「大丈夫?」と聞いてみると、「大丈夫です。気にしないようにしていますから」と学生は答えました。「機械的にやることだけをやっていれば傷つきませんから、腹も立ちません」というのです。そういうからには、学生が相当傷つき、腹を立てていることがわかりました。

そこで、「Bさんもずいぶん傷ついて、何かに腹を立てているのかもしれないわね」と言いました。前章で紹介した感情の対称性という考え方をもとに推測してみたのです。「たぶん、それを伝えてくれているのかも」。

すると、学生は少し考えて「そういえば『憂鬱だ』っていっていました」といいました。そしてBさんには子どもがおらず、ひたすら家のなかで夫に尽くす人生だったことや、そのために親しい友人もなく、自分のために外出したこともないということが看護記録に記載されていたことを思い出したのです。

Bさんのもともとの性格は、とても我慢強く、長年そばで仕えていたお手伝いさんも「痛いとかつらいとか、とにかく愚痴や不満をいうようなところを見たことがない」というのでした。看護師はてっきりもとから口うるさい人と思っていたのですが、そうではなかったのです。「病気になって初めて、つらさを口にできたのですね」と面会にきたお手伝いさんに聞いてみると、「本当にそうなんです」とお手伝いさんは涙ぐんでいました。しかも、子どもはいないとカルテには記されていましたが、Bさんは過去に一度、流産していたのです。

Bさんの変化

三日目になり、こんなやりとりがありました。

Bさん「あなたこっちにきて、ここに手を入れて」(とおなかを指していう)
学生 (おなかをさすりながら)「おなかが痛いのですか」
Bさん「おなかは痛くない。腰が痛い」
学生 「ではあとでマッサージをしましょうか」
Bさん「あとじゃなくて、今すぐやって」

初めてのやりとりらしいやりとりでした。Bさんが具体的に何かをやってと自分から要求したのも初めてでした。

翌朝、「何か困っていることはありませんか」と教員が尋ねてみると、Bさんは「いっぱいある」と即座に答えました。「いちばん困っているのは?」と重ねて聞くと、一瞬考え込んで、やがて「ありません。困っていることはありません」と吐き出すように答えたのです。けれど、何か言いたそうに学生のほうをちらちらと見ています。そこで「学生がどうかしましたか」と尋ねると、「いいえ、ここ二、三日、言いたいことが詰まって言えないんです」と絞り出すように答えました。学生がそばでケアしていることで、何かBさんのこころのなかで動き出したものがあるようでした。

その後のBさんは言葉づかいも柔らかくなり、学生もBさんに愛着を感じるようになっていったようです。再び教員が病室を訪れたとき、Bさんはいきなり「破裂しそう」と吐き出すようにいいました。そこに居合わせたお手伝いさんによると、このところBさんにはめずらしく、「せつない」というようになったのだそうです。その日、Bさんは陰部清拭をした学生に初めて、「ありがとう」といったのでした。そして学生の質問に答えて、高齢の夫が面会にこられないでいることについても、「さびしい、会いたい」と初めて口にしたのです。

実習最終日のことです。Bさんは、今までにない嘔気を訴え、何度か嘔吐しました。看護師が「今日はどうして調子が悪いんですかね」と尋ねると、「みんながかまってくれないから」とBさんは答えました。しかも、看護師が「学生がかまってくれているでしょう」というと、「今日で終わりだから」といったのです。Bさんは、ぐあいの悪いことが病気のせいではなく、「みんながかまってくれない」せいだと、自分の気持ちと関係があることを初めて認めたのでした。

●――こころの身体表現

Bさんは、これまで長い人生のなかで「つらい」とか「苦しい」とかを口にしない人でした。この年代以上の、とくに女性にはよくあることですが、こころのなかにある正直な感情を言葉で表現することなど、これまで一度もなかったのです。年をとり、病気になって初めてそうした言葉を発することができたのでした。

このように、口に出していえないことを、身体が代わって伝えていることがあります。人びとのなかには

Bさんのように言葉より身体でコミュニケートするタイプの人たちがいるのです。そこで、学生にも無理に言葉でやりとりをするよりも、「身体に働きかける」ようなケアを試みることを勧めたのです。

学生は足をさすってあげたり、痛いというところには必ず手で触れてみたりしました。体温計で熱を測る前には、額に手を当ててみました。学生も、Bさんが言葉で表現できない人だとわかると、「ありがとう」などといわれなくても、別に気にならなくなりました。そうこうするうちに、「ここを触って」とBさん自身がいいだしたのでした。

しかも、実習最後の日に訴えた嘔気・嘔吐は、Bさん自身が認めたとおり、「かまってほしい」という気持ちを表現したものでした。もしかしたら、そこには去っていく学生への恨みが含まれていたのかもしれません。つまり、症状はまさに身体が語る言葉＝身体の言語[★1]なのです。

わが国では、日常会話は「お元気ですか」と体調を確かめあうことから始まり、「ちょっと風邪気味で」だとか「このところ調子がいまひとつ」などとひとしきり身体の悩みを披露しあいます。つまり、さまざまな身体の不調をなげきあい、いたわりあうことが文化的に認められたコミュニケーション様式となっているのです。一方、英会話でも挨拶は **"How are you ?"** ですが、日本語と違う点は、これには **"I'm fine, thank you."** と答えるものとほぼ決まっているという点です。ここで **"No."** ということはほとんど期待されていません。一人前の人間は、むやみに身体の悩みなどを他人にいうべきではないと考えられているからです[★2]。そこが「甘え」の社会と違うところでしょう。

わが国は身体の不調については、敏感でかつ寛容な文化をもっているのですが、一方、こころの不調については さほど開けっぴろげには語り合いません。カウンセリングも欧米に比べれば、その普及度はまだまだです。多くの日本人にとっては、こころの悩みを語るよりは、むしろ肩こりや血圧や胃のもたれなどについて語るほうがたやすいことなのです。精神科より心療内科のほうにかかりたがる人が多いのも、単なる偏見だけではないのかもしれません。

『病いの語り』

精神科医でもあり、医療人類学者でもあるアーサー・クラインマン[★3]は、『病いの語り』という本のなかで、慢性疾患をもって生きる人々のさまざまな語りを紹介しています。そこに紹介されている物語を読むと、それぞれの症状がその人にとって、とくべつな意味をもっているということがよくわかります。

たとえば、最初に紹介されているのは、二〇年近く慢性の腰痛に悩んでいる警部補の話です。彼の悩みは「背骨がバラバラに壊れてしまいそうな」痛みです。彼はその痛みが「自分の人生をねじ曲げてしまった」と感じています。腰痛が始まる以前はタフさが自慢の警官だったのですが、今やその職業も家庭生活も、腰痛のせいで危うくなっていました。五回の手術のほか、民間療法も含めてありとあらゆる治療を試み、睡眠薬の常用者となっていたのです。しかも、その腰痛は仕事上のストレスがかかったり、家の仕事をやりすぎたり、息子たちとキャッチボールをしたりするとひどくなるのです。妻とのいさかいも絶えず、子どもたちも弱々しい父親にすっかり嫌気がさしていました。

つまり、この警部補にとって、痛んでいるのは背骨だけではなかったのです。彼をとりまく関係すべてが「バラバラに壊れ」かけていたのでした。彼にとって、問題は腰痛なのでしょうか、それとも壊れかけた家庭生活、あるいは職業上の危機なのでしょうか。少なくとも、本人はすべての元凶は腰痛にあると信じていました。

ですが、この警部補の人生を振り返ってみると、そこにべつの物語が見えてきます。彼が初めて腰を痛めたのは、妻が双子を出産した時期でした。家には、上の子と年老いて病弱な叔母が同居しており、妻は彼らの世話に追われて、夫婦のコミュニケーションはうまくいっていませんでした。しかも、家から遠いところにある教会の建築の手伝いを頼まれ、妻を置いてきぼりにして出かけた先で、重い資材を持ち上げようとしてぎっくり腰になったのでした。当時、彼には相当な心理的重圧がかかっていたのは明らかでした。

●──「困った患者」と身体的訴え

警部補の主治医もまた、何年も同じ痛みを訴えつづけ、なんの改善のきざしも見えない患者の治療にすっかり失望し、彼を「身体化患者」とみなすようになっていました。身体化とは、不安や葛藤を身体に置き換えて表現することをいいます。学生の受け持ったBさんもまた、その一人だったといえます。身体化した患者は、不安や葛藤が解決しない限り、同じような訴えを執拗に続けることになります。★4 そして、そのような患者は、警部補の主治医ならずとも病棟では敬遠されます。まして感謝も示さないようであればなおさらのことです。看護師もしだいにうんざりし、応対も冷淡になってきます。「どうしたのですか、何かあったのですか」などと親切に聞く気にもならず、ついつい機械的に処置を済ませて立ち去りたくなってしまうのです。その訴えは、症状というより「甘えている」ことのしるしとみなされ、それを安易に受け入れては患者のためにならないと考えてしまいます。看護問題に「依存的」と記され、看護計画は「自立を促す」ということになります。

けれども、土居のいう「甘え」というものは本来無意識的なもので、甘えが満たされている人は自分が甘えているとは意識していないものです。[5]「甘えたい」と思って甘えるものではありません。「甘えている」ように見えるのは、実は甘えられていないときなのです。甘えられていないからこそ、人の気を引くようなことをしたり、かんしゃくを起こしたりするのです。Bさんも学生に甘えることができてはじめて「さびしさ」や「かまってほしい」という「甘え」の気持ちを言葉で表現することができたのでした。

ケアするということは、患者の「甘え」を理解し、それを受け入れるということにほかなりません。つまり、患者が甘えられないでいるということを理解することです。それは患者を甘やかすことではありません。

ところが、「自立を促す」という看護計画のもとで、患者の訴えかけるような視線を避け、さも忙しそうに病棟を走り回っていたり、呼びかけられても聞こえないふりをしたりしていると、かえって患者の甘えたくても甘えられない欲求不満をつのらせ、かえって要求がましく、手のかかる患者にさせていくのです。看護師自身にも、フラストレーションが高まります。前章の「聞かない」演習を思い出してください。

クラインマンが紹介している警部補の場合も、Bさんと同じように過酷な運命にほんろうされてきたようなところがありました。彼の父親は大酒飲みで、彼の母親を虐待したあげくに離婚し、音信不通になっていました。母親は再婚し、彼は遠い親戚に引き取られて育ちました。その結果、彼は意志が固く、独立心に富んだ（人に甘えない）若者となり、警察官になったのでした。一方、母親は彼と同じように腰の痛みを持病にもち、ふだんからイライラしていて、痛みがひどいときには、彼は近づかないようにしていたといいます。ところが彼自身が腰痛に悩みはじめたとき、母親は彼を気づかうどころか、自分の病気のことばかりを心配していたことに、彼は憤っていました。

彼の執拗な痛みは、さまざまな物語のなかで解釈することができます。彼を捨て、人生の敗残者だった父親との関係、病気持ちで彼に愛情を示さなかった母親との関係、生まれたばかりの双子や老親の面倒を見なくてはならず、いらだつ妻との関係、無能な職場の上司との関係、痛みを取り除くこともできず同情もない医師との関係など、さまざまな関係の図柄のなかで、彼の痛みはそれぞれの意味をもって立ち現れてくるのです。

動脈瘤の意味するものは

ある病棟にCさんという五〇代の女性が入院していました。動脈瘤が破裂しそうになって緊急入院し、九死に一生を得たところでした。そのCさんを受け持った学生が浮かない表情をしています。見たところ、Cさんとはうまくいっているようでしたから、すこし意外に思い、事情を聞いてみました。

学生は、Cさんに自分の気持ちが通じないというのです。拒否的なのかと尋ねてみましたが、「そういうわけではぜんぜんないんですけど……」と口ごもっています。

その日は秋にしては肌寒く感じられる日でした。そこでカーディガンでもあれば着せたほうがいいと思い、学生はCさんに「寒くはありませんか」と尋ねたというのです。するとCさんは「寒くないわ」といい、「そんなに気をつかわなくてもいいわよ」と付け加えたというのです。

学生はそういわれて戸惑いました。看護学生という立場上、風邪を引かせたらまずいと思っただけで、とくべつ気をつかったわけではなかったからです。聞いてみると、学生に向かってCさんが「気をつかわないで」「心配しないで」というのはその日に限ったことではないというのです。何かにつけてそういわれるので、そのたびに学生は気持ちをはねつけられたように感じていたのでした。

けれども、Cさんは検温や血圧測定などは喜んでさせてくれるのです。しかも、逆に学生のことをいろいろと心配してくれて、助言や教訓をあれこれと与えてくれるというのです。そのため学生は混乱していました。

Cさんは厳しい修行を経て宗教家になった人でした。結婚して子どももありましたが、夫があまり協力的ではなかったので、家庭と仕事を両立させるのに相当無理してきたようでした。信者さんたちからは厚い信頼を寄せられていて、大勢の信者さんたちが毎日お見舞いにきていました。ことあるごとに学生に語ってくれる教訓も、そうした宗教家ならではのものだったのです。

Cさんはふだんから自分のことを気にかけることのあまりない人だったようです。以前から糖尿の気があると健康診断でいわれていましたが、治療にも通っていませんでした。家庭内にもいろいろとストレスの種があるようでしたし、それでなくとも生きるか死ぬかの体験をしたというのに、自分からそうした心配や不満、不安のたぐいを語ることはありませんでした。宗教家としての仕事も、いまさらやめる気はないとのことでした。彼女は信者たちの悩みごとは喜んで聞きますが、自分の悩みごとは誰にも語らないのです。それを聞いて私は、そのせいでCさんは身体のなかに、いつ爆発するかもしれない大きな怒りの塊を抱えることになってしまったのかもしれないと思いました。

ある日、そのCさんが口にした言葉を聞いて、私は驚きました。「宗教家も看護師もどちらも『こころを売る仕事』だから」といったというのです。まさに感情労働ということではありませんか。Cさんにとって宗教家として職業的に気をつかうのは、「こころを売る」ことだったのです。それがどれだけ大変なことかを知っているからこそ、自分にはわざわざ気をつかう必要がないと学生にいいたかったようでした。でも、学生のほうには仕事としてむりをしているという意識はありませんでした。むしろ、気づかいを封じられ、

Cさんの気づかいばかり受け入れなければならないことに居心地悪さを感じていたのです。自然な気づかいとは、もともと気持ちのギブアンドテイクのうえに成り立つものだということがこのエピソードからもよくわかります。

気持ちのギブアンドテイク

循環器疾患の発症にはパーソナリティが関連していることがよく知られています。タイプAと呼ばれるパーソナリティです。[★6] 一言でいえば、せっかちで負けず嫌い、いつも何かと競争しているようなタイプです。Cさんは厳しい修行を通じて、こうした心をコントロールすることを身に付けたのでしょうか。けれども、コントロールされ、閉じ込められてしまった感情は、いつかどこかで自己主張しはじめます。Cさんの場合は、それが動脈瘤の破裂だったのではないでしょうか。Cさんの症状はもっぱら身体面に限られており、Cさん自身も身体のケアは受け入れましたが、こころのケアは受け入れませんでした。

治療者側にも問題があります。こうした患者は当然ながら内科や外科などで身体疾患として治療されますし、そこでは生命の危険が優先されます。看護師も患者のパーソナリティや生活史への関心は二の次になってしまいがちです。ですが、こうした背景とのつながりを理解しなければ、退院してもまた同じような生活に戻ることになり、また再発ということになりかねません。実際、そういう人は多いのです。

ところで、Cさんの動脈瘤のように、発症や増悪の背景に明らかな心理社会的要因が認められる身体疾患は、心身症と総称されています。この心身症の人には、感情に関してある共通の特徴が認められているのです。それはアレキシサイミア（失感情症）と名づけられています。語源はギリシャ語で、感情言語の欠如と

いう意味です。[★7]

失感情症といっても感情がないわけではありません。感情について語れないのです。つまり、身体症状については、くどいくらいに語るのですが、そのときどんな気持ちだったかということについては口を閉ざすのです。そもそも自分がどんな感情を抱いているかをはっきりと認識して言葉にすることができないので、人に伝えたり、適切な防衛を働かせることができません。そのため、危機に際しても適切な援助が得られないまま、問題が深刻化することもまれではないのです。

ただし、感情面でのコミュニケーションをのぞけば、対人関係にとくに問題があるわけではありません。むしろ、自分の内面より外の世界の出来事に目がいくのですが、そのわりには、他人の感情についても自分についてと同じように気がつかないところがあるといわれています。Cさんも学生に気をつかっていながら、学生自身がどんな気持ちでいるかについては、まったくといってよいほど無頓着でした。その結果、感情的交流——感情のギブアンドテイク——というものが成り立ちにくくなっていくのです。

「あそこが痛い、ここが痛い」と訴える患者に限って、看護師がどれだけ忙しい思いをしているか、うんざりしているかについてはお構いなしです。そのくせ個々の看護師の性格や特徴などをよくつかんでいたりします。それはわがままというより、アレキシサイミアの人に特徴的な性格傾向とみるべきでしょう。

アレキシサイミアの特徴については、もうひとつ、興味深い研究があります。[★8]彼らは、不安や悲しみ、無力感といった否定的な感情や苦痛を体験する傾向がほかの人より強く、喜びや幸福感、愛情といった肯定的な感情を体験する能力が低いというものです。身体的な疾患は、不安や悲しみや無力感といったこころの苦痛を、より受け入れやすい身体の苦痛へと転換する無意識の防衛なのかもしれません。また、肯定的な感情を体験する能力が低いということは、どんなに親切にされても、親切として感じられず、ひがみっぽく、満足することができないという形であらわれます。いつも不幸なのです。

土居[★9]は、心身症も含めて、あらゆる神経症的な「とらわれ」の状態にある人は、甘えたくても甘えられない心境にあるのだと述べています。そこに基本的な不安が生じることになりますが、「その不安を自己の中に包みこむことができず、いわば不安に駆られて生活しているので、それが本来の些細な身体反応と結びついて『とらわれ』の状態をひきおこす」というのです。

ですから、看護師が一所懸命要求にこたえようとしても、やればやるほど、まるで底の抜けた袋に愛情を注ぎ込んでいるかのような空しさを感じてしまいます。それで看護師はこうした患者にネガティブな感情をもってしまい、ますます関係がこじれてしまうという悪循環に陥ってしまうのです。

●――アレキシサイミアとアタッチメント

アレキシサイミアに特徴的といわれる傾向は、実は心身症患者だけに見られるものではありません。一九四〇年代にすでに心身症患者と心的外傷後症候群(PTSD)の患者とに共通の言語的・象徴的表現の障害があるという報告がなされています。[★10]つまり、アレキシサイミアは心的外傷と関連があるのではないかと見られているのです。とくに、幼少期のアタッチメント様式に障害があったことが疑われています。クラインマンの著作で紹介された、腰痛に悩む警部補の生活史は、まさにそれを証明しているといえるでしょう。Bさんの幼少期は戦時中であったこと以外、詳しいことはわかりません。Cさんも生育歴にまでさかのぼった情報が得られていないので、確かなことはいえませんが、彼女が宗教家を志した背景には、過去になんらかの傷ついた体験があったのかもしれません。

感情のありようは、幼少期の体験に大きく影響されます。もともと感情は身体感覚として生じるのですが、成長とともにそれは言葉に置き換えられていきます。これにはまず養育者が子どもの感情に適切な名前をつけてあげることが必要です。「うれしいね」「がっかり!」などというふうに、養育者のほうがあたかも子どもになったつもりで感情を言葉にしたり、「何を怒っているの?」などとたずね返すことによって、子どもはどのような身体感覚や行為がどのような感情と結びついているのかを学習していきます。こうして自分の気持ちに名前がつくと、コントロールもしやすくなるのです。

ところが、養育する側が感情的に反応できなかったり、誤った「調律」によって子どもが一貫性のある感情的反応を得られなかったりする場合、感情の発達やそのコントロールの発達に障害が出てきます。感情と結びついているはずの身体的兆候を感情と関連づけられないままになってしまうのです。

例の警部補の場合も、母親は大酒飲みで虐待する父親との関係のなかで、腰痛をわずらい、子どもに関心を向けるどころではありませんでした。自分のことで精一杯だったのです。彼は母親の痛みと機嫌の悪さとが密接に関連していることを、幼いころから学習していましたが、母親がどのような気持ちでいるかを理解するにはあまりに幼すぎました。それに母親が彼に注意を払ったのは、彼が病気になったときだけだったのです。しかも、それは厄介なこととして扱われました。

生活史と感情

『病いの語り』の日本語版への序文は、「病いは経験である」という言葉から始まっています。これまで紹介してきた警部補の慢性の痛みという病いは、彼の生活史と密接に結びついた体験でした。こうした体験としての「病い illness」の概念は、医学的な「疾患 disease」の概念とはまったく別のものです。たとえば、どこかに痛みを感じて医者のところに行き、検査を受けた結果、「異常なし」として帰されたという経験をもつ人はいないでしょうか。病気ではないのかもしれません。でも、痛みはたしかにあるのです。逆に、検査しただけで安心して痛みがなくなる場合もあります。薬の効果のかなりの部分がプラセボ（偽薬）効果だといわれるゆえんは、ここにあります。

　看護という仕事は、医師と違って疾患を相手にしているわけではありません。まさに「病いを体験している人間」を相手にしているのです。ですから、患者がどんな疾患をもっているかよりも、その病いの体験がどのようなものかに注目しなければなりません。『病いの語り』の著者、クラインマンは患者（病者のほうがふさわしいと彼はいっています）に何度も面接して話に耳を傾け、徐々に彼らの物語を紡ぎだしていきました。面接者とのあいだにしだいにつくり上げられる信頼関係なくしては、こうした物語は語られなかったでしょう。

　ところが、内科や外科では（ときには精神科でも）、カルテに患者の生活史についてあまり詳しくは書いていないことがあります。せいぜい家族構成と病歴が書いてあるくらいで、生きたデータが得られていないのです。家族についてのスタッフの関心も、誰が面会にくるか、引き取り手は誰かくらいのもので、ほとんど情報がないこともめずらしくありません。とくに既婚の成人患者の場合は、同居する家族については聞いても、出生家族にまでさかのぼって聞くことはまれです。看護師がこれまでの生活史に立ち入って尋ねたり、家族の面会に立ち会って話を聞いたりすることもあまりないようです。心理社会的なところまで立ち入って聞くのは、なぜか悪いことをしているような気がするらしいのです。身体症状もじゅうぶんプライベートなことがらなのですが。

そんなわけで、掃除の係の人や同室患者のほうが看護師より家族の事情に明るかったり、学生が実習で受け持って初めて、患者の知られざる一面が明らかになるというようなことがよくあります。Bさんには子どもがいないことや、夫の仕事上の片腕として働いていたことなどは、断片的にはカルテに記載されていましたが、現在のBさんの状態とも関連した、意味のあるつながりとしては理解されていませんでした。学生が自分の感情を手がかりに、ただのお金持ちでわがままな奥様と思われていたBさんの背景に迫ることができて初めてそのつながりが見えたのでした。

6 | 看護における無意識のコミュニケーション

老人病棟の夜勤をしていたころ、早朝に亡くなる患者さんを大勢見たわ。まだ、世の中が寝静まっている明け方ごろ、不安におびえる人たちが打ち明け話を始めるんだけど、それをただ聞いてあげるだけでその人たちにとっては十分なの。お年よりのそばにすわって夜明けの太陽を眺めるのは、信じられないくらいすばらしいことなのよ。

キャロル・P

第4章で見たように、共感とは相手が感じているはずの感情を「あたかも自分のことのように」感じること、と一般に定義されています。たとえば、悲しみにくれている人のそばにいると、自分のこころの中にも悲しみがわいてきます。その人がかわいそうというのではなく、自分も悲しくなるのです。この瞬間「私」という主体と悲しんでいる相手(「他者」)の主体は、渾然一体となって区別することができません。境目が限りなくあいまいになってしまうのです。

多くの精神療法家は、こうした共感の源を赤ん坊と母親との最初の関係のなかに見いだしています。すなわち、赤ん坊が満腹して幸福感に満たされるとき、母親も幸福感に満たされます。赤ん坊が空腹感にさいなまれて泣くときには、母親も痛みを感じます。こうして言葉をもたない赤ん坊は泣き声やしぐさによって、母親に自分の欲求を伝え、母親はそれを察知するのです。やがて、泣き声やしぐさだけで、母親は赤ん坊がお腹がすいておっぱいを欲しがっているのか、おむつがぬれて怒っているのか、ただ甘えて泣いているだけなのかまで聞き分けることができるようになっていきます。こうした赤ん坊と母親との言葉によらないコミユニケーションこそが共感の原型なのです。

こうした母と子がひとつのユニットをかたちづくる現象は、精神分析的には投影同一化という言葉で説明されますが、ビオン[★1]はこれを容器と内容（中身）にたとえました。

赤ん坊は自分で持ちこたえることのできない感情を自分から切り離して母親に流し込みます。このとき、母親は「容器 container」となり、感情は流し込まれた「内容 contained」です。母親という容器に赤ん坊の感情が流し込まれると、母親には強い感情がわき起こります。そして、その強い感情につき動かされて、母親は赤ん坊におっぱいを与えたり、あやしたりします。そのとき、いったん母親に含みこまれた感情は、やわらげられて赤ん坊に戻されるのです。こうして赤ん坊は、自分の激しい感情に折り合いをつけてそれを体験することができるようになります。

このよい例を、ある新聞の読者欄に見つけました。それは塾を経営している女性の投稿[★2]でした。畑で丹精こめてつくっていたスイカが持ち去られ、近くで砕かれていたというのです。翌日、先生に連れられて謝りにきた子どもに、この女性は、スイカになりきり、誰にも食べてもらえなかった無念さを伝えたのだそうです。そのときのことでした。

> 長い沈黙の後、今度は少年の心にあったであろう「やり場のないつらさ」が私に逆流してきた。この子にも色々あって、スイカを割ることで不満を発散させたのだろうか。そう思うと、私は「ちゃんと謝ってくれてありがとう」というのが精いっぱいだった。

おそらく、この女性は、いつも塾に通ってくる大勢の子どもたちを見ていて、子どもたちのやるせない気持ちに気づいていたのでしょう。そうした、深い関心があったからこそ、このように、子どもの感情が注ぎ込まれるということが起きたのだと思います。

このように、投影同一化というものは、誰かへ関心を寄せるとき、無意識のうちに起こってくるものであって、意図してできるものではありません。その内容を意識して選ぶこともできません。投影同一化とは、こころを動かす無意識のコミュニケーションのひとつなのです。ケースメント[★3]はこれを相互交流性コミュニケーションと名づけ、患者理解の手がかりとなると述べています。

彼によれば、こうしたコミュニケーションに対する感受性を高めるために、治療者には二つのことが求められます。第一に、いかに自分にとって奇妙な感じがしようとも、できる限り幅広い範囲の感情に対して、無意識のうちに共鳴する潜在能力を保つことです。第二に、他の人びとが「異なっていること」に対してこころを開いておくことです。つまり、自分にとって馴染みのない「調子」とか不調和な「ハーモニー」に共鳴する自由さが必要だというのです。とくに精神療法家は「猛々しい感情にふれておくことに持ちこたえることを学ばなければならない」と彼は述べています。これは、つねに安全とやすらぎを求める看護師にとって、もっとも苦手とすることかもしれません。

●相互交流性コミュニケーションと自己理解

いくら「他人のことをわがことのように感じる」としても、相手と自分とは異なる人格をもっているのですから、まったく同一の感情を体験しているはずはありません。これまで生きてきた体験や感じ方、立場が違うのですから、同じようでもどこかにズレがあるはずです。このズレを手がかりにすれば、相手との相互交流─対話─が始まります。

Pさんは最近Dさんという青年の受け持ち看護師になりました。引きこもりと家庭内暴力によって入院となった患者でした。入院後も突発的にガラスを割ったり、他の患者とケンカをしたり、衝動行為はおさまりませんでした。そのため、他の看護師はみなDさんを受け持つことに尻込みしていたのですが、P看護師はどこかDさんに引かれるものを感じて引き受けたのでした。

Dさんは生まれてすぐ両親が離婚し、母親から父親へ、さらに父親から祖父母へとたらい回しにされたという複雑な生い立ちをもっていました。父親は公務員でしたが、彼の話から察すると、どうやらアルコール依存症だったようです。

そうした経緯を知るうちに、P看護師の気持ちのなかに彼の親に対する怒りがむくむくと頭をもたげてきました。「なんという自分勝手な酷い親だろう」と思ったのです。けれど、Dさん自身はどちらの親のことも決して悪くいわず、母親はかわいそうな人だといい、父親は尊敬しているというのでした。そして、どちらも引き取りを嫌がっているようなのに、早く退院して父親と一緒に暮らしたいというのです。そういうDさんと話をしていると、現実を見ようとしない彼に対しても歯がゆい気持ちがつのり、だんだんと腹が立ってきたのでした。

DさんとP看護師とのあいだに起こったことを相互交流性コミュニケーションとして見ると、こう説明できます。Dさんの、両親に対する怒りや恨みの感情が、P看護師という容器に流し込まれ、含みこまれたと考えるのです。Dさんは、そうしたネガティブな感情を自分では意識していませんでした。というのも、そうした感情はDさんにとってたいへん危険な感情だったからです。彼が生き延びるためには、父や母をよい対象として保ちつづけ、そこに帰っていくという幻想《ファンタジー》にしがみつくしかなかったのです。そこで、無意識のうちにその感情は切り離され、P看護師へと伝えられたのです。

一方、P看護師自身の生い立ちが、Dさんの潜在的な怒りを他の人以上に強く感じ取らせた可能性があることも否定できません。P看護師は家族から自立して生きるためにたいへんな努力をしてきました。ですから、いつまでも親に頼ろうとするDさんに腹が立ったのです。けれども自分の気持ちをよく見つめてみると、Dさんの親を慕う気持ちにも揺さぶられていました。そのとき、自分にも同じような気持ちがあることに初めて気づいたのです。そして、親に会いたいと思ったり、かわいそうだと思ったりすることを、自分の弱さと感じていたことにも気づきました。つまり、Dさんに対しての怒りは自分の弱さへの怒りでもあったのです。

こうして、Dさんに対する自分の感情を吟味し、分析することによって、P看護師はDさんのことばかりか、自分のことも理解することができるようになったのでした。

●相互交流性コミュニケーションと「共感疲労」

患者のなかには非言語的な相互交流性コミュニケーションでしか自分を伝えられない一群の人々がいます。無言のうちに何かを伝えてきて、どこか気になる存在、何か気がかりだという感じがする人々です。彼らはほとんど無意識のうちにこちらにあるインパクトを伝えてくるのです。たとえば、前章で述べた身体言語でコミュニケーションを図る患者や、ルールや指示を無視したり、自殺行為をするといった行為言語でしか表現しない患者とかかわろうとすれば、この相互交流性コミュニケーションに頼るしかありません。

ハーマン[4]は「慢性的に外傷を受けた患者は、無意識的および非言語的コミュニケーションに対して絶妙な波長合わせをおこなう」と述べています。彼らはやすやすとこちらの心理的な境界を乗り越えてやってきます。右のDさんの場合のように、本能的に同質なものを感じとり、同調するのです。

こうした場合、看護師は容易に相手との関係に巻き込まれていきます。勤務時間が終わっても、その患者のことが頭を離れなくなったり、個人的にも何かしてあげたくなったりします。自分のものをあげたり（「どうせいらなくなったものだから」）、住所や電話番号を教えたり（「何かあったらいつでも知らせて」）したくなります。こうして物理的にも心理的にも境界がくずされてしまうのです。

こうなると、事態は単なる共感の域を越えてしまうことになります。オグデン[5]は、共感の場合、「ひとは自分が他者でないことを知りつつ、自分が他者であるという考えを遊ぶ」と述べています。ひとつの同一化をためしに身につけてはまた別の同一化を身につけてみたりして遊べるのです。それに対して、無意識のコミュニケーションの核となる投影同一化の場合には、他者からの対人的圧力があり、その無意識的な空想に合うように自分自身を体験し、ふるまうように強制させられるのだというのです。たとえば、患者の献身的人物像を求める欲求が看護師に圧力として伝わり、その空想に合うように献身的に尽くしてしまうのです。逆に、自分を罰し、罪悪感をやわらげてくれる権威的な人物像を求めてくる患者もいます。しかも看護師側にも患者と同じような傷つき体験があったり、解決されていない葛藤を抱えていたりする場合には、容易にこうした関係にはまってしまいます。

P看護師もはじめは、同じような境遇の自分だからこそDさんを他の人より理解でき、受け入れることができると思っていました。彼をなんとか助けたいと思い、長時間面接もしましたし、勤務時間外に本人に代わって家族に連絡をとったりもしました。けれども、衝動的にものを壊したり、自分を傷つけたりするDさんの行動を変えることはできませんでした。Dさんはそうした行動をとるたびに、P看護師に対して「ごめんなさい、もうしません」と泣いてあやまるのですが、しばらくするとまた、同じような事件を起こすのでした。父親との関係修復についてもうまくいきませんでした。

しだいに、P看護師はDさんとの関係に自信がなくなり、逆に自分のせいでDさんが荒れてしまうのではないかと思い悩むようになりました。周囲の目もそういっているように感じられます。事実、先輩看護師たちはあからさまに、「もっと厳しくしなくちゃ」とか「あの子はおじいちゃん、おばあちゃんに甘やかされて育ったからね」と、暗にP看護師が甘やかしているのが悪いといわんばかりの非難めいたことをいうのです。そういわれるたびに、P看護師はこころのなかで「Dさんは決して甘やかされてなんかいない。これまでは甘えたくても甘えられないできたのよ」といい返すのですが、口にはできませんでした。絶望的なDさんの気持ちがわかる気がするだけに、他の看護師の無理解な態度に腹が立ちましたが、一方で、だんだんとDさんの顔を見るのが嫌になり、出勤するのさえ、おっくうになっていきました。

このように患者に共感し、援助しようとしている人のなかに生じる独特の心理的疲労を「共感疲労 compassion fatigue」といいます。これは看護師のバーンアウトの研究のなかではじめて用いられた言葉です。フィグリー[★6]は、この共感疲労を二次的外傷ストレス障害（STSD）として捉えました。傷ついた人びとを対象として働く治療者や看護師、ケースワーカー、カウンセラー、そして救援活動に携わる人々などが陥るPTSDに似た状態です。クライエントの恐怖、痛み、苦しみについての話を見たり聞いたりするうちに、援助者のほうにも同じような恐怖、痛み、苦しみがわいてくるのです。先ごろ、スイス赤十字社を訪問した際に、国境を越えて逃亡してきた難民のなかの拷問被害者のために、治療センターを設けていることを聞きましたが、そこでも「共感疲労」をテーマに、フィグリーの講演会を開催していました。最近では、看護学や

心理学、社会学といった分野の調査者、研究者たちにも「共感疲労」の可能性について警告が発せられています。[★7]

共感疲労は、援助関係のなかで、援助者がクライエントの孤立無援体験をわがことのように共有する、すなわち共感することから生じるものです。これはケアリングの副作用、ケアリングのコストだとフィグリーは述べています。援助者は、クライエントとの共感によって生じた耐えがたい孤立無援感に対する防衛として、救済者になろうとますます努力するようになります(第8章参照)。そして患者の葛藤のとりことなっていくのです。その結果、仕事に対する意欲や気力の低下、疲労感、身体的愁訴、抑うつ気分、無力感などに悩まされることになります。Pさんの場合が、まさにそうでした。とくに、Pさんの場合のように、援助者自身が同じような葛藤を抱えている場合には、共感疲労の危険性が増大します。

共感疲労は、看護師の離職の原因となるのはもちろん、場合によっては医療事故の要因ともなりかねません。まじめで熱心な人ほど陥りやすい共感疲労に対する対策は、看護にとっても緊急課題といえるでしょう。

感情移入と無意識のコミュニケーション

フロイト[★8]は、「自分と異なる他人を理解する上でEinfühlungが最大の役割を果たしている」と述べていますが、このEinfühlungというドイツ語は、もともとは、「相手の気持ちになる」という日常語だそうです。ドイツでこの言葉が初めて学術用語として使われたときには、美学的な鑑賞能力を指すものとして用いられました。たとえば、ポートレートを見て、描かれた人物の情熱や孤独を感じたり、ピエタ像から我が子を失った聖母マリアの悲嘆を感じ取ったりする能力です。これがドイツ語から英語に翻訳されるときに、empathy（共感）という言葉になったのですが、この言葉が英語圏で広く使われるようになったのも、ここ数十年のことなのだそうです。[★9] 同じように、この言葉が日本に紹介された当初は、「共感」ではなく「感情移入」と訳されたといわれています。[★10]

現在では「感情移入」という言葉は「共感」に比べてあまり良い意味には使われないようです。相手の感情にかかわりなく、自分の感情を一方的に押し付けるような響きがあるせいでしょうか。

子どもは感情移入が得意です。晴れの日には「お日さまが笑ってる」といい、雨の日は「お空が泣いている」というように、何にでも感情があるようにみなしています。親たちも、子どもがおもちゃを乱暴に扱うと、「そんなことすると、（おもちゃが）イタイイタイって泣いちゃうよ」と感情を喚起するような働きかけをおこないます。子どもにどのような状況でどのような感情が生じるのかを教え、身体感覚と感情とを結びつける手助けをするのです。こうして、他者の気持ちを察する能力――共感能力――が育まれてきます。

一方、土居[★11]は、「共感」という言葉に「気持ちを汲む」という日常語を当てています。そして、「言語化できないでいる患者の心情をこちらも言語化なしに沈黙の中に察するのが気持ちを汲むということの真義」（傍点引用者）と述べています。この「言語化なしに沈黙の中に察する能力」こそ、看護においてももっとも必要とされるものです。とくに言葉でコミュニケートすることができない患者を相手にする場合、この能力がなければケアリングとしての看護は不可能といってもよいでしょう。

●――植物状態の患者へのケアに見る無意識のコミュニケーション

看護における相互交流性コミュニケーションのすがたを生き生きと伝える研究に西村の[12]、遷延性植物状態と診断された患者の看護に関する研究があります。彼女はその専門病院でフィールドワークをおこない、そこに働く一人の若い看護師の語りをとおして、そこで看護師が体験しているユニークな患者との人間関係の様相を明らかにしました。ここで、その内容の一部を紹介しましょう。

遷延性植物状態の患者は、一見すると開眼しているので意識があるように見えますが、外的刺激にはほとんど反応せず、コミュニケーションができません。そうした状態のまま、彼らは人工栄養や人工呼吸などの助けを借りて何か月も何年も生きつづけます。高度な医学の力をもってしても治癒の可能性はほとんどないのです。けれども、治療できない患者はあっても看護できない患者はありません。[13]西村が面接した看護師は、植物状態の患者を単なる呼吸する物体（まさに植物）として、ただ清潔に保ち、食事を与え、排泄を確認していればよいというような看護にとどまってはいませんでした。

初めてこの病院に足を踏み入れた西村の目には、コミュニケーションのとれない植物状態の患者をケアする看護師たちが、「なんでこんなに楽しそうにケアができるのだろう」「なんでこんなに患者さんに近づくことができるのだろう」と不思議に映ったといいます。勤務時間後まで残って治療プログラムに同行するなど、とにかく患者のそばで親身になって看護していたからです。

面接のなかで、この看護師が患者とのあいだに強いつながりを見出していることが明らかになりました。けれども、その看護師は、そのつながりがあまりに「直感的」なものであり、「大きく主観的」で「思い込みっていうのが、もう大きく前提に入っている」ために、人（とくに医師）に説明できないと考えていました。面接が進むにつれ、記録にも書かれなかったたくさんのエピソードが語られていきました。

●――「タイミングが合う」という感覚

彼女は、「患者の思いをできるだけ汲み取れるように」かかわっていこうとしていました。そんな彼女が、患者とコミュニケーションができたと感じる瞬間はこんなときでした。

ひとつは、患者と看護師のタイミングがぴったり合うときです。たとえば、患者があくびしようとしたときに大声で名前を呼んだら、あくびがピタッと止まり、「今あくびしたけど驚いたんやろ」と言うと「ニッ」と笑ったというようなとき、彼女は、患者に自分の声が届いている、つながっていると感じるのです。

また、看護師たちは、ほとんど反応が望めない患者にも声をかけ、わかったら「まばたき」や手を握ることで反応するようにと働きかけていました。そして、こちらの声かけと、患者のまばたきや手を握るタイミングがぴったり一致したときにも、彼女はコミュニケーションが成立したように感じていました。それは、たまたまかもしれず、単なる反射に過ぎなかったのかもしれません。けれども、「『タイミングが合う』という瞬間の感覚は、声かけに対して患者の『まばたき』がタイミングよく返ってきたという感覚と、『まばたき』に対してタイミングよく声をかけたという感覚の、どちらともいえない、あるいはどちらでもあるような瞬時のできごとである」と西村は表現しています。

この看護師は、「（患者の）UさんやIさんは言語によるコミュニケーションがしっかりあったし、私自身がそれに頼って、拠り所として」コミュニケーションの確立を目指してきたと語っています。実際には、U

さんもIさんも口をきいたわけではありません。その意味では、言語によるコミュニケーションはなかったのですが、互いが「あ・うん」の呼吸で同調したとき、それは言葉と同じように雄弁な相互交流的なコミュニケーション、つまり「対話」として体験されていたのです。

まなざしのなかに見えるもの

もうひとつは、視線です。彼女は「目を見たらなんとなくこっちの目と視線が合うような気がした」というのです。それを「(患者と)視線がピッと絡むみたい」な瞬間と表現していました。その目を見ていると、Uさんには「説明すれば理解できる、感じる力はある」と感じられたのです。そこで処置の説明をするときにも目を見て話をしたのでした。そして、Uさんの目のなかに「私が映っていて、わかってくれてるだろうな」という感覚をもっていました。これは単なる看護師の一方的な思い込みかもしれません。けれども、その後に起きたことを聞くと、そうとは断定できないものを感じます。

それはUさんが大痙攣の発作を起こした後のことでした。「ぱっと目を覗き込んだとき、私が映っていない」と感じたというのです。彼女は、「Uさんの目つきが変わってしまった」「遠のいてしまった」「関係っていうものが別のものに入っちゃった」「底なし沼じゃないけど、なんか、こう泉を覗き込んだときのような感覚、真っ暗でその先に何もない気がした」とそのときの感じを語っています。

けれども、この看護師は、受け持ちの患者すべてに同じようなつながりを感じ取っていたわけではありません。入院してすぐのMさんという女性の患者を受け持ったときには、「コミュニケーションが皆目とれない」と感じました。Mさんは表情は豊かな人だったのですが、「手応え」が感じられなかったのです。彼女はそれを「うちらのインスピレーションのレベルで、なんかやっぱり通じてない」と表現しています。そして「コミュニケーションがとれるという感覚が、患者さんとのかかわりのなかですごく大きかった」ことを実感します。そして、それは自分たちの力というよりも患者さんの側の「力」によるものなのだと再認識したのでした。

入院して三か月半が過ぎたころになると、Mさんとのあいだでコミュニケーションがとれるようになっていました。Uさんほどの理解度はないにしても、入院当時に比べれば、すごく通じるようになったというのです。それは「笑い」など表情の出し方のタイミングが、その状況にぴったり合っている、ということからの判断でした。そのためには雰囲気をつかむ能力、看護師の心を察知する力——それは「超能力に近い」と表現しています——が必要だと彼女は考えていました。Mさんにはそれがあるというのです。

「こころを察知」しているのは、いったい患者なのか、それとも看護師なのか。その区別さえ無意味に思える関係がそこにはあります。この看護師は、「時間をかけてMさんが場所や人に馴染んできたから」と語りますが、それは看護師がMさんに馴染み、彼女のタイミングが感じとれるようになったともいえます。どちらも真実なのでしょう。この関係は、まさに母と子のユニットにおける無意識のコミュニケーションの様態そのものといえるでしょう。患者と看護師とあいだの絶えざる相互交流——リフレクション——のプロセスがそこに生じています。あなたを見ている私を見ているあなたを見ている私……。

●対象喪失は自己喪失でもあること

このような関係のなかで、患者を失うということは、自分を失うということでもあります。三年半の濃密な看護体験ののちUさんがなくなり、この看護師はプライマリーでなくなった自分のことを「流浪の看護婦」と感じ、虚無感にとらわれ、フラッシュバックのようにUさんのことを思い返す毎日が続きました。「Uさんの手の感触がずうーっと残ってた」という言葉からは、Uさんとの関係の身体性――西村の引用したメルロ-ポンティの言葉を借りれば「間身体性」――が伺えます。

のちに、彼女は自分が「五〇代の叔父様のUさんに甘えていた」こと、Uさんが「私らの言ってることを『しゃあないなあ』的に受け入れてくれてたとこ」があっただろうと思い返すようになります。これは西村との対話のなかで紡ぎだされてきた物語です。彼女はしだいに自分とUさんとの、もともと言葉にならない関係の意味を、対話をとおして見出していったように思えます。

ちなみに、半年のうちに二人の受け持ち患者を相次いで亡くした彼女は、「患者の死に遭遇した際に、『職業意識』が感傷に浸ったり泣きわめくことをじゃましており、出せないようにしている」と語っています。

感情移入と看護師のアイデンティティ

右の例からは、言葉や意味ある応答というコミュニケーションの手段をもたない患者とのかかわりには、ある種の感情移入が必要であることがよくわかります。とりわけ、看護師が患者に対して人間的な気持ちを失わず、ケアしつづけるためには、それが不可欠です。これがなければ、患者は文字どおり、植物のように定期的に水や肥料をやり、日に当て、余分な芽や葉を摘み、害虫を駆除し、病気にならないように薬をやるだけの対象になってしまうでしょう。けれども、丹精こめて育てている草花にさえ、人は感情移入して話しかけます。実際、植物と対話できると信じている科学者もいます。★14 ましてや人を看護するには、その人からの働きかけが望めない場合、意識的な感情移入の努力が求められるのです。ただし、これが単に一方的な感情移入ではなく、相互交流的なものであることはすでに述べたとおりです。

ところが、こうした感情移入は、患者からのはっきりとした応答がないだけに、感じとったものが確かなものとは保証されません。看護師は直感的に「患者さんは痛がっている」と思うのですが、医師からは根拠を示せと迫られます。けれど根拠は自分のなかにしかないのです。「だから言い切れない。患者しか感じないことで、私たちは代弁者にはなろうと思うけども、患者の感覚をそのまま再現するわけではないし、それを読み取っていると言い切れない、言いきっちゃいけないと思う」とこの看護師は無念そうに述べています。

また、患者とのこうしたかかわりのなかで、「癒されているのは私の方なんだなあ」という思いをもちますが、この思いもすぐに「裏を返せばすごい看護婦サイドのひとりよがりな感情の走りになってしまうかもしれないですけど」というふうに弱められてしまいます。

人間は、他者との絶え間ない意識的・無意識的な相互交流性コミュニケーションをとおして自己を定義づけていくものです。ところが、このように植物状態患者を看護する場合のように、確かなものとして証明することのできない相互交流性コミュニケーションのなかでは、看護師の自己アイデンティティは宙吊り状態になっていきます。こうした危うい状態は長く続けられるものではありません。

ここで紹介した看護師の場合、自己の不確かさを支えたのは、自分がプライマリーであるという意識でした。プライマリーという特別な存在だからこそ、感じ取れるものがあるはずという信念です。そのぶん、患者が亡くなってプライマリーをはずされたときの虚脱感は、単なる患者の死亡による喪失感以上のものでした。

このとき、仲間の看護師が、亡くなった患者のベッドにずっと花を飾りつづけるという行為によって、彼女を支えました。そこに患者が確かに存在したというイメージを、花を飾るという行為によって示したのです。「そこに」というのは単に、「そのベッドに」ではなく、「看護師のこころのなかに」という意味でもあります。こうして「患者とつながっている」というイメージが仲間の看護師とも共有されたことで、彼女は癒され、自分を取り戻していったのでした。

「共感」のわな

右の事例では、患者のほうがいったい、どう感じていたのか、今となっては確認する手立てはありません。

母親と子どものあいだでも、直感的に理解したと思ったことが誤解である場合があります。とくに、子どもの成長とともにその欲求も複雑になっていきますから、母親は子どものサインを読み間違うことが起きてきます。それは仕方のないことですし、子どもが母親から分化していくためには不可欠でもあるのです。そこに確かなアタッチメントが成立していれば、それは大きな問題にはなりません。問題は、アタッチメントが成立しないままに、母親が勝手に自分の感情を子どもに当てはめて解釈してしまうようになるときです。

レイン[★15]は家族内で起こるこうしたやりとりを欺瞞（まやかし）と名づけ、統合失調症の発症過程にそれが大きく関与していることを示しました。たとえば、娘があることに不安を感じているというのに、両親が「おまえは感じていない」と自分たちの不安から勝手に否定してしまい、それを娘に押し付けるのです。娘は徐々に追いつめられていきます。

これと同じように、看護師も患者と非言語的な次元でのコミュニケーションに慣れきってしまい、検証を怠るととんでもない思い違いをしてしまうことがあります。知らず知らずのうちに、相手を自分の思い込みの世界に巻き込んでしまうのです。

また、意図的に言葉で伝えられるメッセージと、非言語的なレベルで伝えられてくるメッセージとが互いに矛盾する場合、しかもどちらも否定的な内容である場合、人は混乱します。これは、ベイトソン★16が統合失調症家族のコミュニケーションを研究するなかで見出した、ダブルバインド（二重拘束）と呼ばれるコミュニケーションのパターンです。

こうしたダブルバインドメッセージが送られるのは、家族のなかだけではありません。たとえば、看護師は患者に「あれをやってはいけない」「これをやってはいけない」と禁じておきながら、その一方で、「自立しなければならない」「依存してはならない」と指導したりします。看護師もまた、「共感しなければならない」というメッセージと「感じてはならない」というメッセージのはざまで、混乱してはいないでしょうか。

「良い関係」という落とし穴

患者とかかわるなかで、看護師が陥りやすい落とし穴に、「患者とは良い関係でなければならない」というこだわりがあります。この「良い関係」は「良い看護師」のイメージとパラレルなものです。そして、「良い看護師」は「良い患者」とも対をなしています。

「良い患者」とは、医師や看護師の助言や指示に従い、良くなろうと努力する患者、人の助けを喜んで受け入れる患者、すなわち「患者役割[★17]」を喜んで引き受ける患者たちです。一方、第4章でも述べたように、良い看護師は常に何があっても患者の訴えは無条件で受け入れ、やさしく親切に接しなければならないと思っていますが、そうすることによって患者が満足し、感謝することを暗黙のうちに期待しているのです。土居[★18]は、治療者が患者と良い関係をつくろうと努めると、「たいていの場合は患者をてなずけようとする結果になる」と述べています。患者が治療者に認められようとして、「治療者のために」良くなっている限りは、治療はうまくいきません[★19]。

患者がさまざまな感情をぶつけてくるのは、どうしようもないことなのです。ウィニコットは、治療者の役割は、患者に対して愛情をもつように努力することではなく、患者の愛や憎しみの対象になることなのだと述べています。そうした感情の対象になりながらも、生き残ることが仕事なのだというのです。

けれども、それはたいへんつらいことでもあります。つい患者の気持ちを無視して自分の気持ちを押し付けたり、患者の感情をコントロールしようとすることが起こるのは、自分のなかに生じる感情に耐えられないときです。しかも、たいていは自分では気づいていません。共感を重要な治療の道具として用いる精神分析では、治療者みずから分析を受けることを義務づけています。看護師もまた、自分の感情を吟味することのできる場が必要なのではないでしょうか。

7 | 死との出会い

ナースは神と特異な関係にある存在だ、とわたしは常にこころに刻んでいる。新しい命が誕生したときには赤ん坊を抱き、死んでいく患者の身体を抱きかかえる。要するに、私たちはこの地上の命を全うする魂の目撃者なのだ。

アメリア・M

大学の教員になったとき、いちばん困ったのが、ターミナルケアについて講義しなければならなくなったことでした。それまで人前で死について語ったこともなく、ましてや人に教えることなど考えてもみなかったのです。もちろん、身近な人の死を体験したこともありますし、若いころは人並みに死について考えたこともないわけではありません。精神科に勤めていたときにも、患者の死を看取り、何度か死後の処置をしたこともあります。でも、人に死を語るなんて……。

そんなためらいを示す私に、長らく内科や外科で働いた経験があり、ターミナルケアをライフワークと考えている友人は意外な顔をしました。彼女にも精神看護を専門とする私が、死について語ることをなぜそれほど苦にするのか、不思議だったようです。でも、私からすれば、彼女のほうがよほど死の看護についての知識も経験もあり、深く考えているように見えました。そこで、私はなぜ自分がこんな感情を抱くのか、あらためて問い直すことになったのです。

精神科における死

精神科では死は日常的にあるものではありません。正確な統計は知りませんが、後述するサドナウの米国の郡立病院での研究をみると、もっとも死亡の多いのが内科病棟と外科病棟（その病院での死亡の七五パーセント）で、少ないのは、小児科、整形外科、産科、それに精神科とあります。[★1]

精神科で働いているときに私が死について考えるとしたら、それはまず患者の自殺でした。精神障害者の自殺率は一般よりも高く、精神科ではほとんどの患者が潜在的に自殺願望を抱えているとみてよいくらいなのです。死の衝動は、彼らを常に脅かしています。病気のせいだけではありません。精神科に入院したことがスティグマとなり、絶望感や屈辱感を感じさせ、社会からの疎外を実感させられるからです。

ですから、看護師の任務は、患者を死の衝動から守るために、できるだけよいケアを提供するということになります。ウィニコット[★2]は、「精神的健康とはすなわち、個人的《パーソナル》な情緒的成長の連続性を可能にするような、連続的な世話《ケア》の所産なのである」と語っています。つまり、ケアとは「つながり（連続性）」を意味するものであり、人間を健康に生かしつづけるエネルギーの源なのです。人間という存在は、それを失ってしまうと生きてはいられません。そこで、患者のそばにいて、彼らが一人ぼっちではないことや、常に希望があるということが信じられるように、なんとか彼らに働きかけるのです。実際、そうすることによって、自殺者の数は現実に減っていったのでした。それだけでなく、高齢の患者たちの死亡も少なくなりました。よいケアがあれば、長生きできることを私は身をもって体験したのです。裏返していえば、精神科で働いていたときには、自分たちの努力しだいで患者の死を回避することができると、どこかで信じていたのだと思います。また、信じなくてはやっていけなかったでしょう。

もちろん、現実はそんなに甘いものではなく、精神科といえども、死と直面せずに済んだわけではありません。どんなにこちらが努力しても、自殺は起こりました。

また、患者の死を招く原因として最近増えてきたのが癌です。かつては、精神科の患者は癌にはならないという神話がありました。タバコやアルコールが厳しく制限され、毎日規則正しい生活を強いられていた時代には、患者が癌を発症する確率はたしかに低かったのです。しかし、そうした規則や制限が減っていくにつれ、患者の喫煙率はぐんと高まりました。とくに薬を飲む以外はとりたててやることもない病院では、タバコを吸うしか楽しみはありません。タバコは薬でボーッとなった頭をすっきりさせるのだという患者もいます。おまけに外出して飲酒することも可能になってきました。添加物のたっぷり入ったカップラーメンやスナック菓子などの間食をとる習慣が、糖尿病などの生活習慣病や肝臓障害だけでなく癌の発症にもつながっているような気がします。毎日長期にわたって服用する薬の影響も無視できません。そして、患者が癌になっても、精神科の患者というだけで一般病院には長く入院させてもらえないことも多く、やむなく精神科病院で最後を看取るケースも以前より増えてきました。

そういうわけで、精神科病院にも死は確実にあるのですが、私は心のどこかで例外的なことのように思っていたのでした。このような死の否認ともいうべき心理状態はなぜ生じたのでしょうか。少し、専門的なところに踏み込んで考えてみたいと思います。

死の不安と精神障害

人間は生まれ落ちるその瞬間、母胎との命のきずなを断ち切られ、死の危機に直面させられます。そのため、人間には死滅と解体によって脅かされているというある種の感覚（死の不安）が最初から存在していると主張するのは、米国の精神科医リフトン★3です。彼はこう述べています。

人間の経験にとって中心的なことは、自分は生きている、という自己感覚を喚起し保持しようとするたたかいであり、同様に、自分は死んでいるという自己感覚を回避しようとするたたかいである。

「自分は生きているという自己感覚」が破壊されると、心理的な損傷（心的外傷）が起こるとリフトンはいいます。そしてこの「自分は生きているという自己感覚」を維持するためには、「自分が死滅と解体の危険から守られている」という感覚が必要です。それを提供するのがケアなのです★4。

たしかに、患者の生育歴を詳しく見てみると、両親が不仲だったり、貧しく、病気だったりして十分な世話をしてもらえなかったという人が多いのです（もちろん、お金持ちでも、いろいろな理由から十分な養育が得られないことがあります）。しかも、養育環境の欠損は一時的なものでは終わらず、連続して不幸がふりかかってきたような印象があります。不幸が襲ってくるたびに、ひとは「死滅と解体の危険」にさらされ、「自分は生きているという自己感覚」が脅かされます。そのような現実を生き延びるためには、現実の認知のしかたや現実感そのものを変容させるしかありません。そこで妄想や強迫観念が生じるのです。リフトンは、圧倒的な死の不安に直面すると、人間は「より安全な死」すなわち精神病へと逃げ込むのだといいます。つまり、精神病の症状は死の不安を否定し、生き延びるための最後の方策にほかなりません。フランスの精神医学者で哲学者でもあったミンコフスキーは、統合失調症の本態を「現実との生ける接触の喪失」と表現しましたが、リフトンはそれを「絶望のあまり偽りの不死性という仮面をかぶっている」のだと述べています。

その仮面がはぎ取られたとき、患者に残された道は現実の死、自殺しかなくなります。実際、妄想が取れて現実が直視できるようになったときや、傍目には状態が改善したと思えるときが、いちばん自殺の危険が高いのです。しかも、患者は、すでに精神的には死を体験しているので、「死によって失うものはなにもない」と感じているのです。[★5]

隠される死

死の不安に対する防衛は、スタッフにも伝染します（あるいは、もともともっている傾向なのかもしれません）。そのひとつが前に述べた死の否認といえるでしょう。自殺であれ病死であれ、精神科病院で死者が出ると、まずたいていの病院ではその事実は伏せられます。そこには死について話をすると患者の死の衝動を刺激して、ぐあいが悪くなったり、連鎖反応を起こしかねないというスタッフの側の不安があるのです。そこで、急に退院か転院になったことにして、ほかの患者に気づかれぬよう、そっと身の回りのものを処分します。患者たちの幾人かはうすうす感づいていても、あえて聞き出そうとはしません。

かつて私がかかわっていた総合病院の精神科で、病棟の風呂場で患者が急死するという事件がありました。そのことは他の患者には伏せられていたのですが、そのときの様子を詳しく話してくれた患者がいました。「（死んでいるのを）見つけた○○看護婦さんはショックだったと思うよ。顔色が真っ青だったもの。でも見たってことは話してないけど」。患者のほうがしっかりスタッフを観察し、気づかっていたのです。

しかし、死が秘密にされるのは、精神科だけではないようです。今では治療可能な段階の癌であれば、告知するケースが増えてきましたが、進行した癌の場合には、告知をしないところもあるようです。

一方、病棟のなかでは、死を取り扱う手順が暗黙のうちに決められています。大部屋の患者に死が近づいたときにはタイミングを見計って個室に移されます。同室者へは死が近づいたことを悟らせないようにするのですが、部屋の移動によって患者は死が近づいたことを知ることになります。個室ではドアが締め切られ、出入りが激しくなります。最終的には遺体の搬出に備えて、ドアの前にスクリーンが置かれ、看護師たちは声をひそめて話すようになります。病棟に詳しい人には、そのことで亡くなったということがわかるしくみですが、これは患者や家族の目から死を隠そうとする儀礼的処置だといえるでしょう。

病院のなかだけではありません。現代社会では死は家庭から病院へと隔離される傾向が生じています。いまや家で死ぬ人よりも病院で死ぬ人のほうが多くなりました。終末期を自宅で過ごしていても、いよいよとなると病院に送られることもあるようです。その結果、自然の死は管理された死へと変わってきました。

その一方で、戦争や大災害の被害状況がテレビやインターネットを通じてお茶の間にリアルタイムで伝えられています。湾岸戦争のときには世界中で何億という人々が、ミサイルが爆撃するさまを目撃しました。画面には、標的の位置を示すマークが映し出されていました。ミサイルが何十キロも離れたその標的にピンポイントで命中する様子は、まるでテレビゲームのようでした。けれどもその映像からは必死に逃げ惑う人々の姿や、残酷な大量殺戮の跡は注意深く切り取られていたのです。こうして現代では至るところに死がありながら、死は遠ざけられ、現実感《リアリティ》を失っているのです。

一七歳の少年が「人が死ぬのを見たい」という動機から人を殺したといって大人は非難しますが、少年から死の現実感を失わせ、同時に生の現実感をも奪っていたのは大人たちではなかったでしょうか。

死をめぐる感情管理

死が病院のなかに閉じ込められ、管理されていく姿を今から四〇年近く前に観察し、記録した人がいました。アメリカの社会学者サドナウです。[★6] 彼は総合病院のフィールドワークをとおして、そこでいかに死が取り扱われているかをつぶさに観察しました。彼は病院のスタッフが死に関して概して無関心であり、「死」と「死につつあること」に際して一連の手順に従って機械的にことを運ぼうとする傾向があることを記しています。また、新人の看護師は死んだ患者を一人、二人と数えているのに対して、何人もの死を体験した熟練看護師たちは、死を回数で数えるようになるということも観察されています。

こうして病院のなかで死はその人間的意味を剝ぎ取られ、単なる業務の一部になっていくのです。けれども、ときにそうした偽りの装いは崩れます。とくに子どもが死んだときなどです。「受け持ち看護師が感情移入して泣き崩れ、一時的にせよスタッフが完全に公務上の役割から逸脱してしまうことがよくある」とサドナウは記しています。

しかし、看護師が感情を揺り動かされるのは子どもの場合だけに限りません。私が大学院で教えている学生たちは、例外なくといってもよいほど、患者の死を強烈な記憶としてこころにきざんでいます。看護研究の方法論を学ぶゼミで、互いに面接しあうセッションがあるのですが、たった一〇分間の面接でも、患者の死に遭遇したときの、無力の恐怖を思い出して涙をこぼすのです。臨床歴の長い学生のなかには、数えきれないほどの患者の死を体験しているうちに、ずっとこころに蓋をしてきたことに気づいたという人もいます。救急病棟で働いていた学生は、患者が死ぬ＝ベッドが空く、という発想になっていたと語っていました。

一週間のうちに何人もの患者が死んでいく病棟で働く体験は、想像以上に看護師たちを傷つけています。けれど、一人ひとりの死を印象深くずっと覚えているわけにはいきません。サドナウが観察した一連の看護師の反応は、死という感情的にもっとも揺さぶられる体験を職務上強いられている看護師が、究極の感情管理をしている姿といえるのではないでしょうか。その内面はどのようなものなのか、私たちは知らなければなりません。そうでなければ、医療の場での問題はコミュニケーションや「接遇」の問題になってしまい、改善策は「患者や家族に思いやりを」というただの掛け声だけに終わってしまうでしょう。

死について語ること

最近、死について避けずにオープンに語るべきだという意見が多く出てきました。生と死について語り合うための集まりなどもさかんにおこなわれています。私の勤めていた病院では、患者が入院中に亡くなった場合には、スタッフも患者も参加する病棟ミーティングで知らせ、いっしょに話し合うことにしていました。患者が死ぬと必ず「病院に殺された」という患者もいましたが、その患者ともそこで話し合いました。お別れをしたいという患者が霊安室にお線香をあげにいくこともありました。

けれど、私は死についてなんでも隠さず話せばよいというものではないと思うのです。なぜなら、太陽と死は直視することができないとロシュフーコーが言うように、本来、死について真正面から考えたり、あからさまに語ったりすることは人間にとってたいへんこわく苦痛なことだからです。それは人生にとってもっとも根本的な課題である死の不安に直面することを意味します。

私自身、子どものころ、こんな体験をしたことがありました。父の本棚で小さな写真集を見つけたのです。パラパラとめくってみた私の目に飛び込んできたのは、原爆の業火と爆風で全身を焼かれ、木偶《でく》のような塊と成り果てた被爆者の死体でした。そのときすぐには何の写真か理解できませんでした。けれど、それとわかった瞬間、すぐにページを閉じて本棚に戻し、二度と手にすることはありませんでした。

今でもその写真が記憶に焼き付いていて、ありありと思い出すことができます。この事件は私にとって小さな心的外傷体験だったといってよいでしょう。そのために夜眠れなかったというような記憶はないのですが、私が死について語ることを恐れるのも、そして精神科看護にひかれたのも、この体験とかかわりがあるのかもしれません。ですから死について語る際には、細心の注意とケアが絶対必要だと思うのです。

先に述べた患者の死について話し合うミーティングでも、事実を伝えることよりも、そのときみんながどのように感じているかを焦点にして語り合いました。人の死をただ悲しいと感じるばかりでなく、よかったと思ったり、ほっとしたりしている人もいるのです。自分が殺したように感じている人や、次は自分の番だと思っている人もいるかもしれません。患者の自殺はスタッフにとっては腹が立つことでもあります。悲しみの涙は人のこころを癒しますが、本当に深刻なのは、純粋に泣けない人、悲しめない人です。こんなときに、人の死を喜ぶとは非常識なとか、死んだ人を悪くいうのは何事かとかいうのは、ますますそうした人たちを追いつめます。

いじめによる自殺があるたびに、校長が子どもたちを集めて生命の尊さを語り、「死をみんなで悲しみましょう」「悼みましょう」というのも、本当の気持ちに蓋をさせる儀式としか思えません。

心的外傷後ストレス障害（PTSD）という言葉は、日本でも一九九五年に起こった阪神淡路大震災によって広く知られるようになりました。リフトンは、この問題についての研究の先駆者です。ユダヤ人である彼は、第二次大戦で死の強制収容所を身近なこととして体験しました。そして朝鮮戦争時に空軍付きの精神科医として日本に赴任し、広島・長崎の原爆の生存者に出会いました。彼はこうした一連の体験から「死に直面しながら生を保持し拡張しようとするたたかい」に関心を向けるようになったのです。★7

リフトンはやがてベトナム戦争の帰還兵と語りあうなかで、死との出会いが人間の自己形成に大きな影響を及ぼしていることを認識するようになりました。そして死と出会いながらも、生き延びてきた生存者《サバイバー》を「身体的もしくは心理的にきわだった形で死と接触する機会がありながら、それでもなお生き残ってきた者」と定義したのです。この生存者こそ、今でいう心的外傷ストレス障害（PTSD）を体験している人たちにほかなりません。

私たちが病院で出会う患者の多くは、ある意味で「死と接触」し、「生き残ってきた」生存者です。病気になるということ自体、生の安全感覚を脅かし、自分がいつまでも生きつづけるわけではないという厳然たる事実を否応なくつきつけるものだからです。虫垂炎の患者であっても、心臓手術を受ける患者であっても、「自分が生きているという自己感覚」を脅かされたと感じることには変わりはないのです。ですから、戦争や災害などの大量死を生き延びた生存者とは多少は異なる点があるかもしれませんが、患者と看護師とのあいだに起こることを理解するためにも、リフトンのいう生存者の心理を知っておくのは無駄ではないと思います。

生存者には五つの特徴的な心理的パターンがあります。第一に、ぬぐい去ろうとしてもぬぐい切れない死のイメージや死の不安です。これこそ「死の刻印《インプリンティング》」にほかなりません。人間の生存に必要な安全感覚そのもの、世界の連続性やつながりの感覚そのものが破壊されてしまうのです。いったん「死の刻印」を受けた者は、常に死の不安にさらされることになります。そこでちょっとしたことで不安になり、安心を保証するつながりを求めてナースコールを押すのです。

第二の特徴は、死によってもたらされた罪悪感です。リフトンはこれを「生存者の罪悪感」と名づけました。大勢が犠牲になった場合には、生き残ったことにほっとするよりも、むしろ、申しわけない気持ちが起きます。自分が誰かべつの人のいのちを犠牲にして生き延びたように感じ、もっと大事な人が死んでいるのに、自分が生き延びていいのだろうか、自分にはそれだけの価値がないのではと感ずるのです。

また、凶暴な力によって屈服させられ、打ちのめされたという感覚は、自分に対する恥の感覚や無力感を強めます。こうした感情がすべて生き延びた者を孤立無援の状況へと追いやるのです。阪神淡路大震災の被災者のなかには、震災後酒に溺れ、アルコール症のためにせっかく助かった命を縮めてしまった人も少なくありません。

第三の生存者の特徴は、急性のストレス障害のなかでもっとも特徴的なもの、心的感覚マヒ（感情マヒ）です。「死の刻印」を受けた人は、一時的に心理的な感覚マヒに陥り、恐怖も不安も感じないような状態になります。こころを一時的に凍結させることによって、破壊から守ろうとするのです。災害や事故の被害者が、恐怖の体験をまるで他人事のように笑いながら話したり、癌の告知を受けた人が現実に起こったことと は思えない、信じられないと感じたりするのも同じことです。深刻さが欠如しているのではなく、一種の解離状態ともいえる心的感覚マヒが起こっているのです。従来、否認という言葉でいわれてきた防衛機制も、この一形態といえるでしょう。たとえば、心筋梗塞や狭心症の発作を起こして九死に一生を得た人のなかに、いったん回復して退院すると、病気をしたことを忘れたかのように無理をして再発を繰り返す人がいますが、これもその例といえます。

この心的感覚マヒの状態は、一過性で終わらず、遷延してPTSDの状態に陥ることがあります。抑うつや絶望、引きこもりや無関心といった状態です。さらに、死との出会いが衝撃であればあるほど、徹底的な感覚マヒによって、恐怖の体験はこころの奥にしまい込まれ、記憶の表層から取り除かれることがあります。健忘という状態です。しかし、奥深くしまい込まれたはずの記憶は、悪夢のなかに再現されたり、フラッシュバックという形で蘇ったりします。過去の体験に似た音、情景、振動、においといった感覚的な刺激の断片が与えられるだけで、記憶が蘇り、過去の体験の恐怖を再三味わうことになるのです。

それは恐怖を伴う記憶が自分の心に侵入してくると感じられます。そして、その侵入を防ぐため、眠れなくなったり、過去を思い出させる場所や機会を避けようとしてわざわざ遠回りをしたり、自宅に引きこもって通常の社会生活が営めなくなったりします。世界が狭められるのです。同じ体験をしたものどうしでさえ、記憶を呼び覚ますことを恐れて、本当につらい体験を語り合うことができなくなります。

同じ体験を生き延びた生存者どうしが、助け合うというより、逆に相互不信に陥るということは意外にもめずらしくありません。もっとも悲惨な例は、関東大震災のときに在日朝鮮人・韓国人たちが、あらぬ風評を流されて大量虐殺されたという事件でしょう。こうした傾向をリフトンは、「死が生み出してくる腐敗」と名づけ、生存者心理の第四の特徴としています。

生存者たちが「自分はだまされて生かされているのではないかという疑惑」を抱き、相互不信に陥るのです。世間を斜めに見るようになり、救援に赴いた善意の人びとの意図にさえ、自分たちを利用しようとしているのではないかなどと感じてしまいます。人に助けられるということ自体、みずからの無力を知らされることになるために、なおさら憤りを感じてしまうのです。

最後に、こうした否定的な特徴を含み込みながら、なおかつ生存者の心理にとって根本的なものとリフトンが見なしているものが、第五の特徴である「定式化を求めるたたかい」です。生存者は死と出会って生き残ったという体験の意義を追求しようとします。みずからの生と死に意味を見いだそうとするのです。そうすることによって世界の秩序をふたたび取り戻そうとします。死に接して、それから生きている人びとのなかへ再び戻ってくるということは、洞察と力の一源泉になりうるとリフトンはいいます。前に紹介したクラインマンの患者たちの「語り」も、なぜこうして自分が生きているのかということの意味を見出そうとするたたかいにちがいありません。

リフトンが見出した生存者の特徴から浮かび上がってくるのは、人間にとっての「つながり」の意味です。外傷体験は人間的な「つながり」や、生きていることの実存的意味の「つながり」を断ち切ります。ハーマン[★8]は、外傷体験の核心は、「つながり」の断絶による孤立と無援感であり、回復体験の核心は有力化《エンパワメント》と再結合《リコネクション》（「つながり」の回復）であると述べています。

●二次的なPTSDと目撃者の罪悪感

ところで、災害や残虐行為の被害者となり、死と遭遇して生き延びる体験だけでなく、それを間近に目撃する体験もまた、心的外傷となります。その結果、直接自分が被害にあったり、死にかけたりしたわけではないのに、PTSDのような状態に陥ることがあるのです。戦争や事故、災害などの際の救援者や救急隊員、消防士などに見られます。その例として、阪神淡路大震災の際に、神奈川県から派遣されて救援活動に従事した看護師へインタヴューを試みた安藤[★9]の調査を見てみましょう。

被災後まもなく神戸の町に入った看護師たちは、一瞬のうちに廃墟と化した街の姿に大きなショックを受けることになりました。コンクリート製の巨大な高速道路がぐんにゃりと曲がり、近代的ビルがもろくも崩れ落ちていました。こうした光景を目撃した彼女たちが最初に体験したのは、強烈な非現実感でした。日本とは思えなかったという人もいました。

次に起きた感情は怒りです。無能な行政当局や派遣元の病院にまで怒りは向けられました。直後に神戸入りした看護師は、警察官やボランティアによる自衛消防団員の手によって、焼け焦げ、裸の状態になった遺体が瓦礫からほとんど機械的に掘り出されていく様子に、怒りを感じたと証言しています。誰にというのではなく、そうした不条理な状況に対する怒りでした。

すでに遺体が運び出されたあとの体育館の床には、菊の花やろうそくが散乱したままで、それまでたくさんの遺体が並べられていたことを伝えていました。ですが、彼らのショックを深刻なものにしたのは、そうした衝撃的な光景だけではなく、自分たちが行っても、何の役にも立たなかったという無力の体験でした。文字どおり徒手空拳の看護師たちにとって、被害はあまりに大きく、なすすべはありませんでした。なかには自分が来るのが遅すぎたと感じた人もいました。けれども、直後に来た人でも、すすと泥で汚れた体をきれいにしてあげようにも水はなく、何をなすべきかの指示系統もはっきりしないなかで、十分な医薬品も器具もなく、これまで身につけてきた技術を発揮することもできず、彼らにできたことは、せいぜい風邪薬を渡したり、トイレ掃除をしたりするくらいだったのです。

また、被災者からは、何しに来たという目で見られているように感じ、ときにはあからさまに邪魔者扱いされた人もいました。リフトンのいう「死が生みだしてくる腐敗」のあらわれともいえる、被災者どうしのいざこざに巻き込まれ、幻滅とやるせない思いを体験した人もいます。おまけに、住む家も家族も失った被災者と違い、自分たちは帰る家も家族もあるという事実が、被災者にすまないという思いを募らせました。ボランティア用に用意された宿泊施設に戻って休めることやお風呂に入れることにすら罪悪感をもった看護師もいました。

このように、救援活動などに従事して間接的に死を体験した人のなかに生じる罪悪感をリフトンは「目撃者の罪悪感」と呼びました。目撃者の罪悪感は生存者の抱く罪悪感より、実際の被害を経験していないだけに、大きくなることがあるといっています。自分は何の役にも立たなかったという無力感がさらにそれを増幅させます。「死の刻印」が目撃者にも生じるのです。これが目撃者に起こる急性のストレス障害もしくは、二次的PTSD（正確にはSTSD）[★10]と呼ばれるものです。実際、神戸に救援に赴いた看護師にも、急性のストレス障害や二次的PTSDが生じていました。彼女たちにとって、もはや自分の住んでいる世界は、これまでのように安全で安定したものではなくなってしまいました。帰ってきて早速自宅の補強工事をしたり、内装を変えたりしたという看護師もいましたし、いくら物を持っていても無駄と考えるようになって整理したという看護師もいました。震災の被害の様子を伝えるテレビを見ることができなくなった人もいます。

ところで、PTSDを発症する確率は、外傷の激しさと心理学的な衝撃の強さにもよります。その衝撃がはなはだしい場合には、誰もPTSDから逃れられません。けれども、それがどういう形をとるかは個人差も大きいのです。ベトナム戦争帰還兵を対象にした研究では、「従軍以前に反社会的行動に走りやすかったものは主症状が苛立ちと怒りになる確率が高く、逆に高い道徳水準で自分を律し、自分以外の人間への共感性が高いものは主症状が抑うつとなる確率が高かった」とされています。[★11] ですから、まじめで患者思いの看護師ほど抑うつになる危険性が高いといえるでしょう。

患者の死と看護師のこころの傷

看護師は病棟という戦場での救援者です。看護師に二次的PTSDの症状が出てくるのは、必然といえるでしょう。しかも、一時的な災害や事故と異なり、病院ではそうした悲劇が毎日繰り返されています。患者や家族にとっては病気や死は非日常の事態ですが、医療者にとっては日常です。少なくとも、患者や家族の前ではうろたえたり、驚いたりする様子は見せません。どんな事態を前にしても、十分状況をつかんでいるという印象を与えなければなりません。

けれども、実際には、むごたらしい傷跡や病変を見ると、看護師といえども動揺しないわけではありません。私自身、リストカットをした患者のぱっくり開いた腕の傷口をとりあえずタオルで押さえつけ、止血を試みるあいだ、もうちょっとのところで失神してしまいそうになったことがあります。けれども、患者の目の前で倒れるわけにもいかず、なに食わぬ顔で「医者を呼んでくるから」といいわけをして同僚に交代してもらい、その場を離れました。

学生時代に、難治性のかいよう性大腸炎の患者を受け持ったときには、下痢が続きました。患者の症状が自分に取り付いてしまったようでした。その患者は、外科で何度も手術をして、肛門部を含めて腹部にはいたるところに手術跡があり、ほとんど切除する腸がなくなったような状態で内科に回されてきたのでした。彼女は私に、内科に移ってきてよかったといいました。「外科のお医者さんは傷口しかみないけど、内科のお医者さんは『気分はいかがですか』とちゃんと聞いてくれる」というのです。

彼女は私と同い年くらいの若い保育士で、私自身、それ以前に保育士の経験があったせいもあり、他人事のように思えなかったはずなのですが、そのときまだ私はこの患者の内面を十分理解することができませんでした。ただ、病気が良くなっても、子どもたちとぶつかり合う保育士の仕事は無理だろうなあとノーテンキにも思っていただけでした（もし今、こんな学生がいたら、私はこんこんと諭すでしょう）。けれど、病室に行くと、昼間なのにカーテンが引かれ、患者さんがひそかに泣いていることがありました。私は声をかけることができず、そっと引き返しました。ですが、そんな彼女を見るのがつらいと感じた記憶はなく、誰かとそのことについて話した覚えもないのです。私は彼女の苦しみを感じ取るかわりに、同じような身体症状を出すというかたちで反応していたのでした。

末期の喉頭癌で、のどにぱっくりと大きな手術創があいたまま、しゃべることも口から食べ物をとることもできなくなった患者さんを受け持ったこともありました。昔は小町と呼ばれたという美しい容貌は、癌による病変とむくみのためにすっかり面変わりしていました。聞くところによると、何度か自殺を図ったことがあったそうです。窓によじ登って飛び降りようとしていたところを見つけた主治医は、「できるものなら後ろから押してやりたかった」と本音を漏らしました。ところが、そんな話を聞いても、ふつうならギョッとするような傷口を見ても、私はぜんぜん暗い気持ちにはならず、こわいとも思いませんでした。毎日、ガーゼ交換したあとは、ひたすら患者さんの身体をさすってあげていました。それしかやってあげられることはなかったのです。今考えると、どうしてあんなことができたのか不思議な気がします。

実習が終わって一週間ほどして、友人と一緒に病棟に患者さんを訪ねました。すると、病室に姿がなく、ナースステーションに行って看護師に所在を尋ねました。すると、その看護師はなにやら難しい専門用語を口にしたのです。私がわけがわからず、ぽかんとしていると、その看護師は日本語で「死亡退院」と言い直してくれました。今から考えればおかしなことですが、そのとき初めて、私はその患者さんがそれほど死に近かったのだということを悟ったのでした。

たぶんその患者のそばにいて、私が何も感じていなかったわけではないと思います。そのときもやはり身体の不調を感じていました（休むほどではありませんでしたが）。けれども、私が実習していたときには、教員がそばについて指導する体制になってはいませんでしたし、学生は病棟にほとんど一人ぼっちで配置され（もしかしたらこの記憶は間違っているのかもしれません）、仲間の学生どうしで話し合うこともなかったのです。そのころ、東大生の看護学生などは珍獣扱いでしたから（同級生のあいだでもそうでした。看護は選択科目だったのです）、実習生といっても病棟の看護スタッフはほとんど口出ししませんでした。そんなわけで私は自分の気持ちを誰かに話すことも、みずから吟味することもなかったのです。黙々と実習し、身体だけが反応して患者と同じような症状を出すということを繰り返していただけでした。今から考えると、孤立無援状態のなかでこころのどこかが感覚マヒを起こし、それが身体にあらわれていたのに違いありません。

死にゆくプロセスと患者－看護師関係

ターミナル・ケアに関する英語の論文を読むと、“death and dying（死と死にゆくこと）”というフレーズをよく見ます。単に“death”ではないのです。なかなか日本語には訳しづらいのですが、たしかに死は固定的で実体的な事実ではなく、意識された瞬間からそこにあるのですから、進行形で語られるべきプロセスといえるでしょう。死んでしまえば、何も感じないのですから死そのものを恐れるのは、考えてみれば不合理なことです。フロイトのいうように「誰も自分の死は体験できない」のです。患者が体験するのは、そして恐れるのは、まさにdying（死にゆく、死につつある）というそのプロセスそのものではないでしょうか。どうせ死ぬならポックリ行きたいというお年寄りの願いもわかります。

それと同様、看護師にとってもつらいのは、死にゆく患者を看続けなければならないことです。勤めはじめて何か月か経ったある新人の看護師は、患者の死が近づいたことを独特のにおいでわかるようになったといいました。死はあらゆる身体感覚を通じて看護師のこころのなかへダイレクトに忍び込んでくるのです。しかも、死への歩みをただ手をこまねいて見ているしかないとすれば、医療者としてなんという無力感を味わうことでしょうか。

第4章で紹介した学生も、告知されないまま死に直面している患者との対話に困難を感じていました。彼女はどうすることもできず、無力感と絶望感から、ただ「傾聴」するしかなかったのです。

告知されない患者とのかかわりでいちばん看護師が悩むのは、患者に嘘をついているという思いです。誠心誠意ケアをしたいと思っている当の患者を裏切っているというこころの痛みは、患者のもとへの足を重く鈍らせます。訪室する回数がしだいに減り、部屋に行っても必要最低限の処置をしてそそくさと帰ってきてしまうようになります。目が合うと話をしなければならなくなるので、なるべく患者の顔も見ないようになります。私の友人が癌を患って入院していたとき、「看護師は部屋に来ても、こちらの顔も見ないで点滴の壜とルートを見るだけで、そのまま出て行ってしまうのよ」といって嘆いていました。看護師のほうは自分が何を避けているのか、意識していたのでしょうか。もし、意識していたとしたら、それはそれでつらかったのではないでしょうか。ある看護師は、死が近づいている患者を避けたいと思う自分が嫌でたまらないと語っていました。

最近では、日本でも告知をする病院は増えてきました。告知がおこなわれる場合、されない場合に較べると患者に対して嘘をついているというこころの痛みからは逃れられますが、今度は別の問題が降りかかってくることになります。死に直面した患者の、怒り、恐怖、孤独、悲嘆、絶望などと向き合わなければならないのです。医師によっては事実だけを伝えることで務めを果たした気になり、目の前の患者や家族がどのような反応を示しているかを見ようとしないことがあります。いえ、むしろ見るに耐えないのかもしれません。そんなとき、患者や家族に対する感情労働は看護師に任されることになるのです。ジェイムズ[★12]はそれを感情労働の分業化と述べています。もちろん分業として感情労働を引き受けさせられるのは看護師だけとは限りません。告知を受けて動揺しながら診察室を出てきた患者を慰めるのは、ときには看護助手や病棟クラークであったり、清掃や営繕の職員であったりします。もっとも助けになるのが同室の患者だということもめずらしくありません。看護師としては患者の悲痛な感情をなんとか受け止め、やわらげようと思うものですが、存在の痛みともいうべき痛切な感情を、どう受け止めればいいのでしょうか。

死に直面させられたことで心的外傷を負った患者の感情反応は複雑です。ハーマン[★13]は、あるベトナム帰還兵の事例を紹介しています。この患者は戦闘中に負傷した後、病院や自分の手当てをしてくれた看護兵に激しい怒りがわいてきたことを語っています。敵ではなく、看護兵が自分を（適切なケアをしないことによって）殺しかけたと感じたのです。

この事例は、恐怖体験を味わった人がやりようのない怒りを抱くことのほかに、加害者から介護者にその怒りが転置されることを示しています。ハーマンは、外傷を受けた患者は治療者を信頼して頼りたいと思うのだが、実際にそうできないのは、「信頼するという能力が外傷体験によって損なわれているからである」と述べています。リフトンのいう「死が生み出してくる腐敗」のひとつのあらわれといえるのかもしれません。人間存在の基礎ともいうべき基本的信頼が損なわれてしまっているのです。

●―「闘う患者」の事例

大川[★14]は、三〇代で癌と告知されてから二年七か月にわたって七回もの入退院を繰り返しながら、途中からずっと看護師のケアを拒みとおした患者の事例を報告しています。私はこの患者が亡くなる直前に著者から話を聞き、亡くなってからも思い起こしては気に病んでいる著者と一緒に、この事例を振り返って研究論文にまとめることを薦めたのでした。

この患者は、自分が癌であることを知った三回目の入院以来、看護師に対してかたくなな態度をとりはじめました。誰が話しかけても眉間にシワを寄せ、目をつぶったまま「はい、いいえ」と不機嫌に答えるのみで、ときには返事もせず、あからさまに拒否する態度を示しつづけたのです。しかも、三回目の退院時には自分からホスピスについて聞いてきたので、看護師がさまざまな情報を提供し、ソーシャルワーカーにも連絡をとったにもかかわらず、その後もまた、激しい苦痛症状を訴えて同じ病棟に再入院してきたのでした。

やがて化学療法も癌の進行を食い止めることができなくなりました。副作用のほうが激しくなり、もはやモルヒネを自動注入器で持続点滴することによって痛みをやわらげることしか方法がなくなったのです。自動注入器の操作ミスが起こったのは、そんなときでした。患者は「薬も効かない。この機械がついていても意味がない。何回も訪室してくれてもきちんと管理もできない」と看護師に激しい怒りの言葉をぶつけました。

この状況は、まさにハーマンの紹介したベトナム帰還兵の場合と似ています。このとき、患者は「今後症状が悪化すれば、今度は別の病院を探す」と捨てゼリフのような言葉を残して退院していったのですが、それでもなお、また一か月後には再入院してきたのです。それも十分知り尽くしているはずの入院受付時間をわざと無視した、わがまま勝手な入院の仕方でした。

その後も、不機嫌でとげのある言い方でしか返事をしなかったり、ときには返事もしなかったりの態度は相変わらずでしたが、それでも受け入れてくれる病院や看護師にわずかに信頼感がもてるようになったのかもしれません。自分の不安をふと漏らしたり、こじれた患者との関係を修復するために話し合いをしにいった師長に「癌で死ぬ人はどんな経過をたどるのか」と逆に問い返すといったことがありました。けっきょく、七回に及ぶ入退院の末、最後はこの病棟で息を引き取ったのですが、その二年半は看護師にとってつらくやりきれない時間だったと大川は記しています。

この間、彼の怒りや攻撃は、もっぱら看護師や医師へ向けられていました。面会にくる妻や子に対しては弱音を吐くことはおろか、当たり散らして困らせるようなことは決してなかったのでした。医療者に怒りが向けられたおかげで、家族には落ち着いた態度でいられたのかもしれません。

彼がケアを撥《は》ね付けようとしたのは、彼なりの病気に屈服することへの抵抗、死ぬことへの拒否であったのではないか、と私たちは考察したのですが、共に病気という敵と闘うべき看護師や医師に、なぜこのような怒りや攻撃が向けられるのかは、説明することはできませんでした。何度かおこなった病棟でのケース・カンファレンスも、うっ屈する自分たちの気持ちにとってはほとんど助けにならなかったと大川は述べています。そして、患者が亡くなったあとも、看護師たちはこれだけ拒絶的な患者にできる限りのことはやったという思いと、何かほかにもっとよいやり方があったのではないか、何かやり残したことがあったのではないかという苦い思いにつきまとわれていました。問題は拒絶的で攻撃的な患者ではなく、そうした患者に激しく苦痛な感情をぶつけられる看護師側のこころの傷だったのです。

傷ついた患者をめぐる支配と屈従のドラマ

患者が怒りを向けてくると、どんなに患者の置かれた状況を理解していても、看護師のなかにも怒りの感情が生じます。死が避けられないと知ったときの患者の無力感・絶望感は、やはり看護師のなかにも同じ感情を引き起こします。まさに看護師が「感情の容器」となって患者の感情を含みこんでいるのです。

ハーマンは「外傷には伝染性がある」と記しています。★15 治療者は患者の恐怖、痛み、怒り、絶望感に耳を傾けているうちに、共感をとおして同じ傷を負うことになるのです。その結果、PTSDのさまざまな症状が治療者のなかに生じても不思議ではありません。これが前にも述べた二次的PTSDです。

このように、傷ついた患者と治療者や救援者とのあいだには、独特の同一化が起こってきます。ハーマンは、「慢性的に外傷を受けた患者は、無意識的および非言語的コミュニケーションに対して絶妙な波長合わせをおこなう」と述べていますが、彼らは些細な治療者の態度から、深い意味を読み取ろうとするのです。けれども、たいていの場合、過去の外傷体験とそれがもたらす基本的信頼の崩壊によって世界観が歪められているために、治療者の動機と反応とに間違った解釈ばかりを下すことになるというのです。治療者や救援者がこころから心配してくれているとは思えず、どこかに邪気を感じ取り、自分を傷つけるに違いない、信頼すると危ないと身構えてしまうのです。そこで、治療者のほうもこの敵視に対して反応してしまいがちになります。その結果、「支配と屈従」のドラマが展開されることになります。

大川の事例の患者は、自分を支配するあらゆる力へ屈服することを拒否していました。再入院してくるときも、病院のルールには従わず、自分本位なやり方で入院してきました。本来は、自分を支配し、屈服させようとしている敵は、癌という病気であり死であったのですが、直接その敵へ怒りを向けることはできません。それでも彼は、最後まで腸瘻造設術や在宅中心静脈栄養法などで生き延びることへの希望を捨てませんでした。ベトナム帰還兵の場合と同じく、怒りは医療者へと転置されたのです。

一方、それに対して医療者側も無意識のうちに巻き込まれていきます。患者を治療して救えない医療者としての自分に対する怒りが患者の怒りと同調するのです。こうして「支配と屈従のダイナミックスに引きずり込まれた治療者は虐待関係のいくつかの面を思わず知らずに再演してしまう」[★16]ことになります。モルヒネの自動点滴器の操作ミスという思いもかけないミスが起こったのはこうしたときだったのです。それはまったくの偶然だったのですが、治療者と患者の「支配と屈従」をめぐる無意識のドラマという文脈のなかで見ると、それはまったくの偶然とはいいきれないものがあるようにも思えるのです。

たとえば、食事をとろうとせず、点滴も自己抜去してしまうような拒絶的な患者に対して、四肢抑制して胃管チューブを挿入し、流動食を注入したり、胃瘻を造って直接流し込んだりといった攻撃的で侵入的な――あえて暴力的といったほうがいいかもしれません――治療的介入がときにおこなわれることがありますが、そこにも同じダイナミクスが働いていると見ることができるのではないでしょうか。

以前、東海大学病院で、激しい苦痛を訴える末期の患者を自分の手で殺してしまったという研修医がいました[★17]が、患者の苦しみに耐えきれず「死なせてください」と頼む家族と頼りにならない上司との板ばさみのなかで、この研修医は孤立無援の状態に陥っていたのでした。

看護師を支えるもの

人間にとって外傷となるのは、つながりを失うことです。それは人間的なつながりの場合もありますし、過去とのつながりや将来への希望といった時間的つながりである場合もあります。

大川の事例の患者は、こじれた患者と看護師との関係をなんとか修復しようと師長が病室を訪れたとき、「癌で死ぬ人はどんな経過をたどるのか」と質問しました。このとき師長は肝心の問題をはぐらかされたように感じたのですが、彼のその問いは、自分がこれからどのような生の軌跡をたどるのかを知りたいという欲求だったようにも思えます。いつどうなるか、これからの自分に何が起こるのかわからない、そんなつながりの断たれた、孤立無援の不安のなかに取り残されるよりは、たとえそれが悲惨な結末であっても、はっきりと知っていたかったのかもしれません。しかも、それを師長の口から告げてもらうことに意味があったとも考えられます。聞くほうも苦痛なら、告げるほうも苦痛だったでしょうから。

ところが、このような「感情の容器」になるには、看護師自身がその感情ごと、誰かに支えてもらう必要があります。ウィニコットの精神分析を受けたリトル[★18]は、彼女が退行し、横になり毛布にくるまって沈黙に引きこもっていたとき、彼が文字どおり、「抱え込む」ようにして自分の両手を彼の両手で包んでくれたことを報告しています。彼女はそれを「ちょうど、へその緒のようでした」と表現しています。

精神分析では、治療者は必ずスーパーヴィジョンを受けることになっています。看護師もまたそうしたサポートが必要です。少なくとも、チームのなかで自分たちの感情を素直に語り、受け止めあうことがなければなりません。ところが、ここでも「看護師は怒ってはいけない」「泣いてはいけない」という感情規則によって、看護師の自然な感情の発露が許されないとしたら、看護にとって本質的な問題が検討されないことになります。結果として、患者への十分なケアは望むべくもありません。

欧米のホスピスでは、ターミナル・ケアに従事する看護師は、何人か担当患者が亡くなったところで、まとまった休暇をとることになっていると聞きました。それほど、患者の死は看護師を消耗させることだからです。また、「スクリーミング・ルーム」という特別な部屋の存在も聞いたことがあります。「叫びの部屋」です。防音装置が施されている薄暗い部屋で、看護師たちが思いっきり泣き叫ぶことができるようになっているのです。数年前にエイズになった息子を看護した母の記録が本になって出されましたが[★19]、その本のタイトルは『慟哭の部屋』というものでした。このタイトルには、家族にもこうした部屋が必要なのだという意味が込められているということでした。

けれどもホスピスや緩和ケア病棟のように死と死にゆくことへの看護が目的の場所ではそうした看護者への配慮が可能ですし、看護師の気持ちについても語ることがまだしも許されているのではないかと思われます。問題は通常の内科や外科、救急病棟など、「一般の」病棟です。そこではホスピス以上に頻繁に死が訪れていますが、生きている患者の煩雑な医療処置や検査に追いまくられて、死について立ち止まって考えることも、自分たちが患者の死によってどれほどダメージを受けているかを感じることもできなくなっています。死は淡々と業務の一部として処理されていくだけなのです。そのかげにどれだけの犠牲が払われているのでしょうか。

看護師が病院で死の目撃者となる場合には二とおりあります。ひとつは、右に述べたような、徐々に進行する死を見守るという場合ですが、もうひとつは、あるとき突然予期しない死と遭遇する場合です。自殺や事故、突然死などです。死には慣れているはずの看護師にとっても、それはたいへんショッキングなもので、死にゆくプロセスに付き合う以上の心的外傷を、看護師に残します。

松本[★20]は、夜勤の巡回時にカーテンを開けた際、ベッドのなかで突然死している患者を見つけた看護師の証言を報告しています。その看護師は、その後何か月かは夜寝ようとするたびにその患者の顔が浮かんできて眠れず、夜勤のときにカーテンを開けるのがこわかったと語っています。

さらに、自殺ともなるとさらに看護師の精神面に与える影響は深刻なものとなります。[★21]「自分の言葉が凶器になってしまうのではないか」「患者さんを傷つけてしまうのではないか」と恐れを感じながら看護しているのです。青戸[★22]は、自分が外泊に出るのを見送った患者に自殺されたときの体験を生々しく記しています。警察で遺体の確認をおこなった際に見た無残な死者の顔が、「どうして気づいてあげられなかったのか」という思いとともに繰り返しよみがえり、責めさいなむのです。しかし、そうした死にまつわる感情は表立って語られることなく、死亡した患者を発見した看護師や、まして最後に見送った看護師のことまで配慮されることはほとんどないのです。

私自身、いまだに目に焼き付いて離れないある患者の事故死の情景があります。その患者は朝食に出たパンを自室に持ち帰り、こっそり食べようとしてのどに詰まらせたのでした。呼ばれて寮から駆けつけたときにはすでに冷たくなっていて手の施しようもなく、それでも必死で救命処置を施しつづけている医師の傍らで、自分は役立たずの「でくのぼう」のように立ち尽くすだけでした。

もちろん、いくらケアしても良くならない患者を看護しているときの無力感や不全感には耐えがたいものがありますが、死にゆくプロセスをともに戦い、それなりに一所懸命やったという気持ちをもつことができれば、たとえ患者が亡くなってもどこかに救いがあるように思います。けれども、突然訪れた死には後悔と空しさと罪悪感だけが残ります。ましてや病室でパンをのどに詰まらせての死は、その患者にはまったく無礼で無責任なといわれても仕方がないのですが、これ以上ばかばかしく空しい、不条理な死はないように感じられました。そしてそんな死を防げなかった看護師や、目の前で空しい救命処置をおこなっている医師にも不条理な怒りを感じたものでした。

けれどもさらに深刻なのは、自分が直接患者の死に手を貸してしまったというときです。最近、マスコミを賑わしている医療事故は、被害にあった患者や家族にはもちろんですが、医療者にも心理的に甚大な影響を及ぼします。

医療事故は起こったときに終わるわけではないのです。突然残された家族の怒りや悲しみに対応し、責任をとらなければならないのはもちろんですが、事故の結果、障害が残ったままに治療や世話をしつづけなければならないときには、治療者や看護者にとっては地獄のような日々が続くことになります。目の前に自分たちが傷つけ、二度と取り返しのつかなくなった患者がいるのですから。呼吸器の操作ミスや与薬ミスで脳死状態に陥った患者を看つづけなければならない場合などには、罪悪感に文字どおり身も心もさいなまれながらの看護になります。手術中に医師が患者の下肢の動脈を間違って結紮《けっさつ》してしまうという事故があった病院では、その患者の膝から下が壊死してしまい、何週間か後に切断を余儀なくされるという無残な結果になったのですが、毎日清拭するたびにだんだんと黒く変色していく足を否応なく見続けなければならなかった若い看護師たちのなかには、とうとう辞めたいと言い出す人もあったそうです。

予薬ミスのような場合、看護師は直接の当事者となってしまいます。医療事故そのものは、個人のミスだけでなく、医師や部署間の連携ミスや指示が誤って伝えられたりといった、システム上の問題がからんで起きることも少なくないのですが、山内ら[★23]がいうように、「医療スタッフは、組織の中で起こる事故の『最後の引き金を引いた人』と見られ、責任を感じざるを得ない立場に追い込まれがち」なのです。「事故は私の責任」と書いて自殺した看護師もいるそうです。

ウォルフ[★24]はこう書いています。

看護師は熟練した安全な与薬の能力を高く評価しています。そのためミスをしてしまった時には、自分には看護師の資格がないと感じてしまいます。また、与薬ミスをしたことで平静さを失ったり、与薬ミスが生じた際にミスについて話し合うのを避けたりする看護師もいます。正しい与薬がされていない患者に何の危害も及んでいないようにみえる場合は、そのミスは報告されないことがあります。看護師が報告し、深刻に受け止めた与薬ミスに対する罪悪感は時間がたつにつれて薄らいでいきますが、消え去ることはありません。何年もたった後でも、ほとんどの看護師が鮮明に思い出し、当時の状況を説明することができる与薬ミスの経験をもっています。

医療事故はそれによって大事な患者の生命が失われることの重大さはもちろんですが、これによって優秀な医師や看護師を失うことにもなる危険性も見過ごせません。多くの看護師が、自分もあのような事故を起こすのではないか、人命を助けるどころか、命を奪ってしまうことさえあるのではないかとおびえています し、その恐れから看護師になることに不安を感じている学生も大勢います。

まして、前に述べたように、攻撃的な患者に対する治療者の無意識の怒りが医療事故のかげにあるとすれば、その際、治療者が受ける心理的ダメージには計り知れないものがあります。「事故は私の責任」と書いて自殺した看護師の場合は、実際には事故ではなかったらしいのですが、そんなときでも、「目撃者の罪悪感」が生じますし、ましてや日ごろから患者に対するネガティブな感情を無意識のうちに抱え込んでいた場合、患者の死の責任をわが身に引き受けてしまい、深い抑うつに陥ることはおおいにありうることです。

医療事故を防止するためにも、そして万が一、不幸にして事故が起こった場合に、有能なスタッフを失わないためにも、ふだんから自分たちの感情——とくに自分では認めたくない感情——について、お互いに率直に表現し認め合っていく必要があるのです。欧米では、医療ミスに限らず、何か衝撃的な出来事があったときに、それにかかわりのある当事者が集まって「デブリーフィング」と呼ばれるグループ・ミーティングを行うことが、ルティーンになっているといいます[★25]。これは、心的外傷がもたらすさまざまな影響を予防するためのものですが、結果的に、さらなる事件・事故の予防にもなるのです。

●——病院で生まれる死

病院での死にはいろいろな様態があることを述べてきましたが、最後に、あまりあからさまに語られない死——病院で生まれる死——について語ろうと思います。それは人工妊娠中絶です。藤村[★26]は、産院で人工妊娠中絶手術にかかわる看護師にインタビューをおこなっています。そこからは看護師の究極の感情労働ぶりが伝わってきます。

中絶の現場は、想像を絶するところです。膣錠を挿入後に便意を催し、排泄中に急激に分娩が進行し、便器のなかに児を娩出するというようなことも起きます。娩出した児が死ぬまで待つこともあります。しかし、中絶を秘密にしておきたいという患者の感情が、そこで何が起きているかをおおっぴらに語ることを妨げます。看護師のほとんどは中絶にかかわりたくないと思っていましたし、できれば受け持ちたくないと思っていました。医師のなかにはあからさまに殺人だという者もあったといいます。そんななかで看護師たちは、妊娠中絶をおこなう患者に対して、さまざまに矛盾する感情を体験し、みずからの感情を管理していました。

看護師の感じる感情としてまず第一にあげられるのは、怒りです。やりたくない仕事をやらされることへの怒りが、人工中絶手術をする患者への怒りとまじりあっていました。それは中絶の理由や患者の示す態度とも関連していました。人工中絶を選択する理由には、単に子どもが欲しくないという場合だけでなく、体内で胎児が死亡した場合や、母体保護や子どもの先天異常などのために、やむなく中絶を選択したという場合もあります。やむなく中絶した場合は、悲しむ患者や自分を責める患者に対してサポートしようという気持ちになれるのですが、そうでない場合には怒りが強くなります。そのため、あえてとくべつに話をする気持ちにならないし、看護をする必要もないと考えている看護師や、術後にパートナーと親密にしているのを見て腹がたったという看護師もいました。そして、中絶を軽く考えているように見える患者には、許せない、もっと嫌悪感や罪の意識をもってもらいたいと思う一方、中絶の背景にある家族間の葛藤を知ると、なんとか妊娠を継続できないかと思ったり、泣いたり悲しげに見える患者には同情し、自分を責めたり後悔したりしないでほしい、早く忘れてほしいと思ったり、つらさをわかってあげたいと思う看護師もいました。

けれど、それも自業自得だと感じるときもあるのでした。

看護師は患者が話を聞いてもらいたいと思っていると考えるよりは、看護師にあまり個人的なことを触れられたくない様子だと感じることが多く、患者が「余計なお世話だ」という表情をしているように感じるときもあるという看護師もいました。そこで、看護師の多くは患者が訴えてこない限り、なるべく立ち入らず、「感情的にも深入りしないように」していたのです。ほとんどが、患者を責めたくなる気持ちを抑えて、患者を傷つけないように、責めるような威圧的な態度はとらないように注意していると語り、なかには目を合わせると威圧的に見られるので、目を合わさないようにするという看護師もいました。ほかにも「赤ちゃん」という言葉を使わないようにしているという看護師もおり、患者の感情を刺激することを恐れているようでした。さらに、中絶手術の場合、看護する時間が短いということも、患者と感情面でかかわることができない理由にあげられていました。

看護に感情を入れるとつらくて涙が出そうになるという看護師は、なるべく感情移入しないように「決められた仕事だから実践している」という感じでやっていると語っていました。責めず、やさしく、かといって明るすぎず、冷めた感じで看護するのです。その結果、中絶に対しても、また患者に対しても「感情がない」とその看護師は感じていました。

また、そばにいるほか、何をしてよいかわからない、泣かれてもどう対応していいかわからないという看護師もいました。この看護師は処置の介助をしていると、自分が人を殺している気分になるといい、憂うつで、何をするにも躊躇してしまい、積極的に看護できない、看護に生きがいがもてないと訴えていました。そして中絶された児のほうに同一化し、児に対して「申し訳ないことをした」「つらかったね」「よくがんばったね」と思うと語るのでした。そして児の最期をきれいな姿にして見送ってやりたいと考えていました。

ほかにも児のことを思って、患者に子どもの供養をしてほしいという看護師もいました。この看護師は児のために花を用意し、添えてあげるだけでなく、着物を縫ってあげるともいうのです。この世に生を受けることのついになかった児に、人間としての意味をもたせてあげたいのでしょうか。それは児のためというより、看護師自身のための行為といったほうがよいようです。

8　傷つく看護師、傷つける看護師

これまで十七年間、癒しと思いやりの技を磨いてきたのだ。命を救い、痛みや苦しみを和らげ、希望を与え、いたわり、喜びと慰めをもたらし、尊厳のある死を提供してきた。そして、その報酬として、愛と喜び、豊かな精神性、安らぎ、経緯、充実感を得てきた。

だが、このところずっと感じるのは、後ろめたさ、気苦労、怒り、フラストレーション、不安、そして、恥ずかしさだけ。もはやわたしは癒しの媒介者ではなく、害悪の行為者だ。

エコー・ヘロン

二〇〇〇年六月二三日の朝、私の目は新聞の小さな記事にくぎ付けになりました。

それは英国からのニュースでした。公立病院に勤める四〇代のベテラン看護師が、過去三年間に重病の子ども一八人に大量の鎮痛薬を投与して死亡させた疑いで地元の警察が捜査しているというのです。

この記事を読んで、私は以前、友人が送ってくれた英国の雑誌記事を思い出しました。これと同じような事件について触れられていたのです。それは"Nursing wounds"[★1]というタイトルで、看護師のメンタルヘルスについて書かれたものでした。それには、一九九四年にある総合病院の小児科で、一人の看護師が複数の患児を死傷させたという事件が起こり、英国中を震撼させると同時に、看護師への信頼と看護師たちの自信をも大きく揺るがすことになったことが記されていました。さらに、この事件に関しては詳細な調査報告書が出され、これが論議を呼んでいたのです。

看護師のメンタルヘルス

調査報告書が巻き起こした論議とは、その調査書に盛り込まれた勧告の内容をめぐるものでした。勧告では、看護師に対してスクリーニングをおこなうことが提案されていたのです。そして、重症の人格障害、カウンセリングの過剰な利用、自傷行為などがある看護師の就業を認めないという規定も含んでいました。さすがにこの提案には反対が相次ぎ、実施には相当困難があるようです。なぜなら、人格障害なるものの診断はあいまいなもので、どこまでが健康な反応で、どこからが病的なものなのかの境界は、専門家ですら明確に限定することはできないのですから。しかも、たとえ診断がついたとしても、就業を禁止するだけの合理的な理由は見つかりません。

さらに深刻なのは、これによってかえって問題を潜在化させる危険があるということでした。この基準にはカウンセリングの過剰な利用という項目がありますが、日本でもカウンセリングを受けている看護師の数は少なくありません。いわゆる「気づきのセミナー」でフィールドワークをおこなった石川[★2]は、参加者は、都市のホワイトカラー層が大半だが、看護師、保育士、教師、福祉施設職員、医師など、人間にかかわる職業に従事する人たちや、カウンセラー、セラピストなど同じ分野のプロの参加も目立つと記しています。このほとんどは仕事上のトレーニングの意味から参加しているのかもしれません。けれども、自分個人のためという動機とは区別しがたいのです。

私の勤務する大学にも、うつ状態や摂食障害、過呼吸、不眠、ときには統合失調症様の症状を訴える学生がいます。そのほかにも家庭内の人間関係や自分の性格についての悩みなど、さまざまな相談ごとを学生たちはもちかけてきます。これまでは、教員が時間を割いて学生の話を聞いてやっていたのですが、最近ようやく学生相談室が設置され、専門のカウンセラーに来てもらうことになりました。

けれどもだからといって、こうした学生たちが看護師失格かといえば、そうではありません。悩みながらも卒業し、ずっと看護師を続けている人は大勢います。むしろまじめでよい看護師たちです。こうした学生や看護師たちが、「問題あり」とされて職に就けないとなれば、誰もスクリーニングのための調査用紙に正直に答えたりはしなくなるでしょう。さらに困るのは、仕事上ストレスを感じたとしても、あとのことを恐れて、誰にも訴えなくなることです。カウンセリングにも行きづらくなるでしょう。英国でもどこでも精神科を受診することが一種のスティグマとなることや、精神障害者というだけでいわれのない差別や偏見の対象となることにはかわりないのです。

その記事には、国民保健サービス（NHS）の研究班が、スクリーニングをむしろ雇用者のメンタルヘルス向上のために、職場の管理運営方法の改善を促すものとして活用する方向で考えようとしていると記されていました。また、精神的問題に遭遇した経験のある人の雇用を促進しようとするキャンペーンもおこなわれているそうです。

けれども、同じ号に反論が載っていました。筆者は数年前から「看護のストレス」という名称の看護師のためのサポートグループをおこなっているという看護師です。彼女によれば、すでに精神的な問題のために差別されたという訴えが何件も届いているというのです。たしかに、英国では現在、崩壊寸前のNHSを立てなおすため、医師や看護師のポスト削減が図られています。そんな社会状況のなかで、精神的問題をもった看護師がもっとも弱い立場にあることは確かでしょう。いち早く排除の対象になる危険性は高いのです。

看護師の犯罪

英国のニュースにあったような事件は決して対岸の火事ではありません。つい最近、日本でも同じような事件が報道されましたし、私も、ＮＩＣＵ（小児科集中治療室）で看護師が患児を虐待していることがわかって解雇したという話を聞いたことがあります。保育器にいる赤ん坊をつねったり、邪険に扱ったりしていたようです。ふだんはとても評判のいい看護師で、同僚がたまたま現場を目撃するまで、誰も彼女がそんなことをしているなど、思いもよらなかったそうです。ことが発覚してからも、「まさかあの人が」という反応が多かったとのことでした。

ふつうなら看護師がそんなことをするはずがないと誰しも思うでしょう。ましてや障害や病気をもった乳幼児に手をかけるなど、どうしたらそんなことができるか、想像もつかないと思うかもしれません。けれども、現実に起こっているのです。

さらに最近、病院の外でも看護師がからむ事件が多く起きているような気がします。この原稿を書きはじめてからも、看護師が自分の子どもに保険金を掛けて殺害しようとしたという疑いで逮捕されたというニュースや、男性准看護師による「点滴殺人」というニュースが飛び込んできました。前者は、職場で手に入れた薬を自分の子どもや親に飲ませたと疑われています。この事件が報道されたときには、「准看護婦の殺人」[★3]と大きく報道され、見出しには「准看護婦の優しい母が」（朝日新聞、二〇〇〇年七月一七日朝刊）と太い活字が踊っていました。その見出しは、看護師も母親も優しい存在である以上、そんな立場の人が子どもを殺すというひどいことをするはずがない、もしそうだとしたら、罪は一層深いといわんばかりでした。しかも、その後の報道では保険金を「男との遊興費」に当てたということが、その罪をさらに重いものにするかのように書かれていました。

看護師以外にも、人をケアする仕事についている人にまで範囲を広げれば、最近報道された事件のなかで、そうした職業についている（あるいは、ついたことのある）人が関与したとされる犯罪の数はもっと増えます。保険金がらみでは、毒物を知り合いに飲ませて死亡させたり、カレーに毒物を混ぜて近隣の人を死傷させたりしたとして世間を大いに騒がせた和歌山の事件の被告は、かつて看護学生だったといいます。ほかにも、男のいいなりになって保険金を掛け、わが子を海に溺れさせて殺したのは、老人福祉施設で介護の仕事についている母親でしたし、私設保育園を経営していて、自分も一児の母である若い女性が、あずかっていた子どもを虐待して殺したという事件もありました。

つまり、人をケアする仕事についている人が、その仕事とはまったく裏腹に、人を殺したり傷つけたりしてしまうという事件が相次いでいるのです。このことは、何を私たちに伝えているのでしょうか。

「Hちゃん事件」が伝えるもの

わたしの住まいの近くでも、「Hちゃん事件」と呼ばれる事件がありました。元看護師の母親が自分の子どもと同い年の近所の幼児を誘拐し、殺して実家の庭に埋めたというショッキングな事件でした。この事件のかげには母親同士の確執があったと報道されていますが、この事件を引き起こすまで、被告は決してそんいますが、とくに他人に対して気をつかう看護師は、その母親ともうなことをするような性格には見えなかったようです。報道では「平凡でまじめ」な性格だったと伝えられています（以下は、朝日新聞、二〇〇〇年三月六日夕刊によります）。むしろ、相手に逆らえず、何があっても我慢して従順にふるまうような、そんな女性だったと推察されます。裁判では、この子が死ねば、その母親ともうつきあわなくても済むと思ったことが殺人の動機だったと証言しています。どうしてそんなに追い詰められるまで、我慢しなければならなかったのでしょうか。

彼女は事件前、保育園で開かれた保護者向け相談会の席上、「余裕をもって子育てしなければと思っていても、あれもこれもやらなければと思うと空回りし、子どもを急がせてしまう」と園長にいって急に泣き出したそうです。父母へのアンケートでも、子どもについての評価を「最低」と記述しており、園長は「いい子なのにどうして」と思うほどだったといいます。事件直前には、ささいなことで子どもたちを叱りつけたり、夫と口論するなどしたりしていたと、検察側の冒頭陳述では述べられています。

けれども、Hちゃんの母親について夫に悪口や愚痴をいうときも、子どもにわからせないように、名前ではなくイニシャルで呼んでいたそうです。けれども、このとき夫は「妻はもともと他人のことを必要以上に気にする性格だったので、あまり気にしなかった」といいます。それほど頭にきているのに、一方で子どもに対する配慮を失わない母親。「あれもこれもやらなければ」と義務感にかられる母親（『ミザリー』の「ガッタ虫」を連想します）。他人のことを必要以上に気にする性格。高い目標と低い自己評価。本人に向かって怒ったり、嫌と言ったりできない性格。それらは看護師にありがちな性格のある典型をあらわしているような気がします。

「偽りの自己」という自己

燃え尽き《バーンアウト》症候群という言葉はもうおなじみになりましたが、セラピストや看護師など、人を援助しケアする職業に携わる人びとが仕事のなかで心理的ストレスを抱え、やがては慢性的なエネルギー低下や無気力状態に陥っていくことをいいます。人並み以上に熱心に働く人が、陥りやすいといわれます。第4章で紹介した、「共感疲労」もそのひとつのあらわれです。「共感疲労」という言葉が活字になった最初の文献[★4]は、看護師のバーンアウトに関する論文でした。そこには「共感疲労」には看護師のパーソナリティが深くかかわっていることが示唆されています。

では、人をケアする仕事につく人のパーソナリティとは一体どのようなものなのでしょうか。それは前に「感情労働としての看護」を語ったなかでとりあげた「偽りの自己」と深く関連しています。この概念を臨床的な意味をもつものとして最初に概念化したのは、精神科医で小児科医でもあったウィニコット[★5]です。彼は、「偽りの自己」は服従を基礎にしてつくられると述べています。

まず、言葉をもたない赤ん坊は、母親は自分と一体の存在で、自分の欲求はなんでも満たしてくれるという幻想を抱いていて、それを母親に身振りで伝えます。ほどよい母親は、赤ん坊の身振りから赤ん坊の欲求と幻想とを感じとり、繰り返しそれにこたえようとします。この繰り返しによって幻想が現実と結びつき、赤ん坊にとって本当の自己が生きた現実となっていくのです。

一方、母親が赤ん坊の身振りを感知できず、それに応じることに繰り返し失敗することがあります。そして、逆に赤ん坊を服従させようとするのです。赤ん坊は、環境からの要求に反応し、外見的にはそれを受け入れたかのようにみえる服従的な自己をつくり出すことで、なんとか自分の欲求不満に対処しようとします。それが「偽りの自己」なのです。ときには母親や保育者など、自分にとっていちばん重要な人物をそっくり取り入れることによって、成長していくこともあります。

ウィニコットが症例としてあげた中年女性は、何年も治療に通っているのですが、「これまでの人生を通じて、まだ自分を生きたという感じをもったことがなく、そして本当の自己にいたる方策を求めてたえず歩き回ってきたという感じ」をもっていました。分析に通いだして三年以上過ぎたころになって、彼女はひどく退行し分析医に対して依存的になったのですが、分析医が病気や休暇で留守をしたとき——すなわち見放される不安や喪失の不安にさらされたとき——には、「世話役ぶりをちらつかせた」というのです。ウィニコットはこの女性の問題を「世話役の自己」と名づけました。つまり、彼女は相手との関係に不安が生じると、それを怒りや悲しみで表現するのではなく、逆に相手に配慮し世話をやくという「世話役の自己」をまとうことで対処するのでした。そうして自分の満たされない甘えを、人にケアを提供することで満たしていたのです。彼女はこの「偽りの自己」を、子ども時代に乳母との同一化を通して獲得していたのでした。

「偽りの自己」をもつ人の悩みは、それによっては生き生きとした実在感、「自分を生きている」という実感を味わうことができないということです。本当の自己だけが実在感を味わうことができるからです。けれども「偽りの自己」によって「しっかりした良い子」という賛辞や評価が与えられることによって、ますます「偽りの自己」が強化されていきます。その陰に傷ついたさびしい子どもがいることは、誰にも気づかれないままなのです。ところが、「偽りの自己」が力をもってきて実在のものとして扱われるようになると、個人のなかには空しさと絶望の感覚が大きくなってくると、ウィニコットは述べています。

「偽りの自己」にはさまざまなヴァリエーションがあり、病的とばかりはいえません。健康な場合には、それは「上品で礼儀正しい社交的態度」というかたちであらわれます。人当たりがよく、うまく社会のなか

ちょっと横道

■麻原彰晃の悲劇

ウィニコットは、「偽りの自己」の主たる関心が、「本当の自己」が日の目をみる条件を探し出すことに費やされることがあると述べています。つまり、「本当の自己」を実現するために「偽りの自己」が肥大化していくのです。そしてそれがかなわないときには、自殺という結果が避けられない場合すらあります。

ここで思い出されるのは、オウム真理教の麻原彰晃(松本智津夫)の場合です。リフトン★6によれば、彼は熊本の貧しい畳職人の、七人きょうだいの六番目に生まれました。先天性緑内障のため、片方の視力がなく、もう一方にもひどい視力障害がありました。けれども十分普通の小学校に入ることができたのですが、両親は彼を学費や寄宿費が免除される盲学校へやったのです。そこには兄がいて、あとから弟も入学してきました。

彼は子どものときから身体が大きく、力もあったために級友から恐れられていたようです。成績はかなりよかったらしく、何度か学級委員長に立候補しますが、いずれも落選しています。児童会長に立候補したときには、お菓子で同級生を買収しようとしたらしいの

ですが、それでも落選したのでした。

注目したいのは、彼がありとあらゆる劇に惹かれたという点です。テレビのメロドラマを見るのが大好きで、学校ではさまざまな劇に出演し、高校二年生のときには光源氏についての脚本を書き、自ら主役を演じたそうです。誰からも愛される自分——それは現実とはかけ離れた自分でしたが——を、役を演じることによって実現させようとしたように見えます。そこには、やがて劇場型犯罪ともいわれることになった、オウムの犯罪とのつながりを感じます。

彼は障害をもって生まれるという不運のうえに、親からも捨てられ、級友からも好かれなかったのです。そうした境遇のなかで、おそらく彼は激しい怒りと無力感を、世界を支配し救済するという幻想によって救い出そうとしたのではないでしょうか。そしてそうした万能の救世主を演じるなかで、世界を救済するために世界を破壊するという、非合理な論理《レトリック》にはまっていったのです。そして、勝てると信じていた総選挙でみじめな敗北を喫したことをきっかけに、オウムは決定的に破壊的な方向へと暴走していったのでした。そこには、自分を救済するために自分を破壊するしかない状況にまで追いつめられた、孤立無援状態の小さな人間と、その人間が生み出した壮大なイリュージョンがあります。

けれども、これは彼やオウムの場合だけに起こるものではありません。世界を救済するには世界を破壊するしかないという幻想は、リフトンもいうように、あらゆる戦争に共通して存在するイリュージョンなのです。もしかしたら、本文で最初に述べた英国の小児科の看護師も、未熟児室の赤ん坊を救うには赤ん坊を殺すしかないというところまで、思いつめられていたのかもしれません。……………………………………■

で機能するために望ましい大人の態度といえるかもしれません。しかし、こうした外面は、日常生活や職場などでの人間関係のなかで破綻を見せはじめることがあります。そうした親密な関係においては、さまざまな感情が渦まき、まとまった人格が必要になるからです。

論語に「巧言令色鮮《すくな》し仁」という言葉がありますが、相手を喜ばせることだけを考えた口先だけの言葉には、仁の心が欠けているという意味です。ちなみに、仁とは孔子が提唱した道徳観念で、礼にもとづく自己抑制と他者への思いやり、と広辞苑にあります。まさにケアリングのことといってよいでしょう。

「巧言令色」は患者のこころに届きません。それればかりか、よそよそしく感じられ、ときには不快感を催しさえします。たとえば、前にも紹介した『心理社会的援助の看護マニュアル』[★7]には、患者の死で悲嘆にくれる家族に対する対処法として、「ご愁傷様でした」と言葉をかけるということが書かれていました。けれど、私には、患者に死なれた家族に「ご愁傷様」という言葉をかけることはとてもできそうにありません。あまりにも形式的だからです。この常套句が使われるのは、義理で参列したお葬式くらいなものではないでしょうか。本当の悲嘆を前にして、言葉を失うことはあっても、せめて自分の言葉でなければしぐさで、気持ちを伝えるようでありたいと思います。

ところが、学生のなかには、コミュニケーション・スキルとはこうした巧みな言葉づかいを身につけることだと誤解している者がいて、とくに四年生にもなると、それはそれはうまく言葉を操るようになります。[★8]ですが、そうしたスキルは残念ながら自分の思いをうまく伝えるというよりも、うまくごまかすために使われることが多いのです。そんな学生を見ると、私は本当にがっかりしてしまいます。自分自身もきっとどこかで空しく感じているのではないでしょうか。

●医療に従事するものの救世主妄想

オウム真理教の松本智津夫ほど誇大的ではないにしても、救世主になって人を救い、世の中をよくしようという幻想《ファンタジー》は、消防士や医師、弁護士など、人を救う職業につく人の心のどこかに潜んでいるものです。『命のカルテ』の証言者の一人、アーサー・B★9は、昼間は大手保険会社でリスク・マネジメント専門の弁護士として働き、夜間は外傷センターの救急室で看護師として働いています。彼は弁護士になってから一六年目に看護師になったのです。弁護士では四倍の金額を稼ぐのに対し、看護師では「一〇倍の悲しみ」を味わうと彼は言っていますが、その彼が看護の仕事を続ける理由は次のようなものです。

それは、世界を救いたいと思う気持ちがまだぼくのどこかに残っているからだ。正しいことをしているという気持ちになれるからこそ、今も看護師でいるんだよ。

こうした救世主妄想にも似た職業意識は、「白衣の天使」にあこがれる気持ちとどこかでつながっています。現実には一人の人間を救えるかどうかさえ怪しいものなのですが。けれどもファンタジーが誇大的であればあるほど、幻滅もそれだけ深刻になります。末期の痛みに苦しむ患者を「安楽死」させて殺してしまった研修医★10のなかにも、松本智津夫のように、救えないくらいならば、いっそのこと破壊してしまいたいと思う気持ちがあったのかもしれません。いったいなぜ、そういうことになってしまうのでしょうか。

援助者の怒りと「援助的職業症候群」

いくら献身的に尽くしても、しょせん人間には永遠の命が備わっているわけではありません。そういう意味では医療にかかわる仕事は成功するということのないものですし、援助してあげたくても患者自身が援助を望まなければ、どうしようもありません。そして、看護師はケアするのが仕事なのですから、親切で当たり前、それに対してわざわざ賞賛や感謝といった見返りを求めるべきではないと無言のうちに教えられています。患者の感謝はボーナスなのです。けれども、際限なく人に与えるばかりで自分には何も与えられることのない人生に満足できる人はいません。しかも、本当は自分自身がケアを、愛されることを渇望しているとしたら……。患者に同情するどころか羨望を感じ、なぜ私ばかりが与えつづけなければならないのか、という憤懣がたまってしまっても不思議ではありません。

マラン[★11]は「自分自身が欲している世話と配慮を他者に与えること」に人生を捧げていながら、「自分に課された要求に対する意識的な憤慨を伴った抑うつ」に陥って治療に来ることがよくあるといい、ユーモアを込めてそれを「援助的職業症候群 **helping profession syndrome**」と呼んでいます。

ウィニコットが「世話役の自己」と名づけた「偽りの自己」をもつ人にほかなりません。実際、「世話役の自己」をもった人が、職業として人をケアする仕事を選ぶことはめずらしくないのです（次章参照）。ある意味で、心理的防衛が現実への適応のために用いられる例であり、成功することも少なくないのです。

こうした人の多くは、従順で善意に満ちた心優しい職業人となっていきます。が、それが「偽りの自己」である限り、やがて空虚感や絶望感にさらされることになってしまうのです。際限なく求められるばかりで与えられることがないと、「自分が求められている」「何か与えなければ」（またまた、ガッタ虫）と感じさせられることに、我慢ならなくなってしまうのです。けれども、そうした人ほど職務に忠実なあまり、自分の怒りをみずから認めることも、ましてやストレートに表現することもできません。その結果、怒りをため込み、うつ状態になっていくしかないのです。

Hちゃん事件の被告は、Hちゃんの母親と出会い、「初めて心を許しあえる友人」と思ったといいます。ところが、彼女から冷たくあしらわれ、恨みを募らせていきました（以下は、公判での証人尋問に関する二〇〇〇年八月五日付けの朝日新聞朝刊によります）。母親を殺害するのは無理と思い、Hちゃんを殺すことにしたということですが、母親の愛情を与えられているHちゃんへの嫉妬と羨望があったのかもしれません。

また、彼女は事件前、夫に、頭が割れるように痛いと繰り返し訴え、食事もしないようになっていました。ほかにも料理が手抜きになったり、夕食の洗い物も朝までそのままだったりしたそうです。けれども、夫は疲れているのかなと思ったものの、「気にするな」「手足を動かせば寝られるようになる」「医者に行けばよい」といった言葉を返すだけでした。証人として出廷した夫は、「妻の言葉は聞いていたが、『心』を聞かなかった」と繰り返し述べたと伝えられています。この夫は、寺の副住職をするかたわら、悩みの電話相談員もしていたそうです。同じ援助的職業＝感情労働者だったわけです。

ちなみに、この夫についての新聞報道には、常に「一〇歳年上」「僧侶」という肩書きがついて回っています。被告が「看護師」「母親」という肩書きで語られるのと、ちょうど対をなしています。もし、夫が「一〇歳年下」で「商社マン」だとしたらどうだったでしょうか。一〇歳も年下の夫ならば、頼りなくても当たり前。商社マンだとしたら、仕事が忙しくて、それどころではなかったのだろうということになるのでしょうか。「一〇歳年上」「僧侶」という表現には、「看護師」「母親」という言葉と同様、社会のなかに存在するステレオタイプな感情規則が再生産されているのを見ることができます。

けれども、パートナーの愚痴や悩みをやさしく聞いてあげられない夫婦は、めずらしいことではありません。むしろ、自分が甘えたい人が逆に自分に甘えてくるとき、人はなかなか優しくなれないものです。しかも、優しくしなければ（ガッタ虫）と思えば思うほど、腹が立ってきます。そして、優しくできない自分に対して、自己嫌悪の気持ちや罪悪感を抱き、それがさらに相手への嫌悪感や避けたいという思いにつながるという、悪循環が始まるのです。「妻の言葉は聞いていたが、『心』を聞かなかった」と繰り返す夫の、これから抱えていかなければならない罪悪感の重さを考えると、事件は決して終わったわけではないと思わざるをえません。

●──援助職者の怒り

最初にあげた英国の小児科看護師の犯罪は、援助的職業症候群の究極のケースといえるかもしれません。自分に依存せざるを得ない、絶対的に無力な未熟児に対して、「かわいそう、世話してあげたい、助けてあげたい」という気持ちと、貪欲にケアを求める赤ん坊を、自分から愛を奪っていく迫害者のように感じて憎む気持ちとは、一人の看護師のなかに同時に存在しうるのです。

また、患者のなかにはそうした治療者側のサディスティックな感情を巧みに引き出す人がいます。かつて私も自分のなかにそうした面があることに気づかされて愕然としたことがありました。

それは、知的発達障害があり、躁状態で騒ぎまわっている、まだ一〇代だった女性患者を落ち着かせようとしていたときのことです。なだめようとすればするほど、ますます興奮して騒ぐ患者に、思わず手が出てしまったのです。ところがそのとき、その患者が「もっとぶって」と傾を出してきたのです。それまで、患者をぶつ看護師なんて、自分はぜったいなりたくない、なるはずがないと考えていましたから、自分でもたいへんショックで、逆に打ちのめされてしまいました。

また、みじめさや弱さを剝き出しにする人に対して、優しくしなければと頭では思っているのに、自分の気持ちのなかには腹立たしさがわき起こり、冷たく振り切りたい思いにかられるようなときがあります。たとえば、たいした理由もないのに「すみません。ごめんなさい。許してください」と人に謝ってばかりいる患者がいました。厳しい父親に育てられた人でした。初めは、何も謝る必要がないことを説明して、なんとか謝るのをやめさせようとしましたが、彼女の「すみません。ごめんなさい」は、やみませんでした。そうするうちに、こちらもうんざりしてきました。彼女が「すみません」と謝るときの、いかにも自分を卑下したような態度にだんだん腹が立ってきて、軽蔑さえ感じるようになったのです。それで、冷淡な態度をとるようになると、ますます彼女の「すみません」はエスカレートし、しまいには土下座さえしはじめる始末でした。それは本当に不愉快で、そのとき、彼女の自己卑下した表向きの態度とは裏腹に、彼女のほうがまるでこちらを支配し、引き回しているような感じがしました。

こうした経験が積み重なると、患者に高圧的な態度や冷淡な態度をとる同僚の看護師に対しても、かつてのようにストレートに「正義の怒り」を感じることができなくなってしまいました。自分のなかにも同じ感情があることを知っているからです。もちろん患者を傷つけることは決して許せることではありませんが、赤ん坊を殺してしまう看護師も、つきつめて考えると真っ向から非難できない気がするのです。

未熟児で生まれること自体、赤ん坊は傷ついています。母親から切り離され、大勢が保育器の中にいる未熟児室のなかでは、一人の赤ん坊にたっぷりと愛情を注ぐということは不可能です。一方、親のほうも、未熟児で生んだことに対する罪悪感や、さまざまな現実的な問題を抱えて、赤ん坊に対する愛着が育ちにくいことが多いのです。その結果、面会が遠のき、引き取りを渋るケースもあります。そうして未熟児室で年を取っていく赤ん坊を英国のある小児科では「老年未熟児 geriatric prim」と呼んでいると、かつて英国の雑誌で読んだ記憶があります。その言葉には、そうした子どもたちを相手にケアする看護師のやりきれなさも反映しているような気がします。

看護師たちもまた、傷つき見捨てられた子どもたちに同一化し、無力感と絶望感を感じているのです。忙しく過重な責任を押し付けられる臨床状況がそれを増幅します。いくら空しく感じても、それでもなお、毎日のケアを続けなければなりません。このようなとき――Hちゃん事件の被告の場合はまさにそうだったようですが――ケアするものが誰からも愛されず、見捨てられたと感じていると、愛情より憎しみが勝ってしまうのも無理からぬことといえるかもしれません。

9 | 看護師という生き方

わたしはもともと世話好きなタイプだから。人と関わるのが好きなのよ。人の面倒をみているときはとても気分がいいし、自然で違和感がないの。
わたしにとって看護師であることの問題点は、それなくしては自分自身のアイデンティティが成り立たないってことでしょうね。

キャロル・P

たいていの人は病院と聞くと、何かこわいところ、痛いことをされるところというイメージが子どものころからあるのではないでしょうか。看護大学に勤めだしてから、病院のなかを通路がわりに通るたび、昔の恐れを抱かせた病院の非日常的イメージと、今は自分にとって日常となった病院のイメージとのギャップに、ときどき離人感にも似た感覚にとらわれます。

看護師になれば否応なくつきあうことになる病気は、誰にとっても、できることなら避けたいものです。かつて、結核は致死率が高く、忌み嫌われた一方、堀辰雄の『風立ちぬ』のようにどこか美化され、ロマンティックなものとして描かれました。ソンタグ[★1]は、結核患者が感受性の鋭さや繊細さ、知的優秀さといったロマンティックな属性のほとんどを一九世紀末から二〇世紀にいたるまでもちつづけていると述べています。けれども、彼女もいうとおり、現代を象徴する病いである癌やエイズはそうではありません。白血病などの一部の癌を除いて、徐々に増殖し肉体を蝕んでいく腫瘍とそれが引き起こす痛みのイメージは、ロマンティックさからはほど遠いものです。以前、学生が卒業研究で若い看護師を対象にエイズについての意識調査をおこなったことがありましたが、「私がエイズについて不安に思うのは」で始まる文章完成法テストに対し、「美しく死ねないこと」という回答がありました。

また、痛みや死を目の前にしてたじろぐ気持ちは誰にもあるはずです。まして、むごたらしい傷口に触れ、人の血液や排泄物を扱う仕事は決して気持ちのいいものではありません。では、そのような看護という職業——しかも、肉体的にも精神的にも相当な負担のかかる仕事——を選択する人の動機はどういうものなのでしょうか。

『キャンディ・キャンディ』願望

日本の看護師たちが看護師になろうと決意した動機を知ろうと、『ナースの生きがい1』[★2]という本を読んでみました。この本の副題は、「私たちはこのようにして看護の道を選んだ」というもので、年齢が記されていないので世代がわからないのが残念ですが、男女含めて四〇人の看護師の証言が載っています。このなかにアニメの『キャンディ・キャンディ』をきっかけとしてあげている人が二人いました（うち一人ははっきりとタイトルはあげてはいませんが、テレビのアニメということですから、おそらくそうでしょう）。

短期大学で教えていたときにも、学生たちに看護師を志望した動機を聞いてみたことがありました。そこで初めて『キャンディ・キャンディ』[★3]という少女コミックの存在を知ったのです。それまで私はそのマンガを読んだことはおろか、それが昭和五〇年代初頭からテレビアニメ化されて女の子のあいだで大流行していたことも知りませんでした。けれど、学生たちの多くがキャンディ・キャンディみたいになりたくて看護師になろうと思ったと語ったのです。

そこで、即座に全六巻を手に入れて読んでみて、またまた驚いてしまいました。さぞや看護の仕事のおもしろさや人をケアすることのすばらしさが描かれているものと思って読んだのですが、そんなものは薬にしたくともなかったのでした。あるのは、不幸な境遇に生まれ育ちながら明るい性格の主人公が、どこにいっても自分を愛し庇護してくれる王子様を見つけるというエピソードばかり。それもそんな王子様が、二人も三人もいて愛を競い合うのです。主人公が看護師を目指したのは、たしか尊敬する先輩が従軍看護婦になったということがきっかけだったと思いますが、それ以上のことはありませんでした。

学生たちは人を愛するより人に愛されることにあこがれて、キャンディ・キャンディのようになりたかったのでした。

だからでしょうか。実習に出て、たとえば患者さんに何かをしてあげてというと、「えっ？ 私が？ 私がこれをやるのですか」といった顔をする学生がいます。患者さんからあれやこれや言い付けられることに対して、「なんで私がこんなことで使われなくちゃいけないの」と露骨に不満顔をする学生もいます。もちろん、そう感じてはいけないというわけではありません。けれど、何年も同じことをやらされて、うんざりしている看護師ならともかく（うんざりするのです！）、看護師になりたいと思って看護大学に入学した人が、「人のお役に立つことがうれしい」という気持ちもなく、最初からめんどうくさいという気持ちでやっていることに驚いているのです。愛するより愛されたいのが動機と知れば、それも納得がいきます。

います。

看護師を志望する動機としての孤独と無力感

『ナースの生きがい1』には、看護師を志望したきっかけとしてもっと具体的な出来事をあげている人もいます。

なかでも、もっとも多いのが自分や家族の病気体験です。四〇人中一七名もの人が、自分もしくは祖父母や両親など、大事な人が病気になったことや、入院したときのことを語っているのです（両方の場合もあります）。そのうち、自分の入院体験が看護師になろうと思った動機だと語っているのは二人ですが、一人は子どものころ、養護学校に通いながらの療養生活で、面会が週に一回で心細かったことを、もう一人は原因がわからず病院をたらい回しにされたあげく、入院したときには身内の不幸のせいで付き添いがなく、心細かったことを記しています。そんなときに、看護師がとても優しくしてくれて頼もしかったというのです。つまり、病気になり、家族という安全の基地から切り離されて、自分の孤独と無力感に直面させられたことがきっかけといってよいでしょう。こうした人たちにとっては、看護師は、そこから人を救い出す救済者として立ち表れているのです。ちなみに、前章でとり上げたHちゃん事件の被告は、中学一年生のときに虫垂炎が悪化して入院、そのときの献身的な看護師に感動し、看護の道を選んだといいます（朝日新聞、二〇〇〇年三月六日夕刊）。

両親や祖父母など、身近な人の病気や死に出会う体験も、強烈な孤独と無力感の体験となります。そのうちの一人は、四歳のとき、祖父の死に遭遇し、駆けつけた病室から一人外へ出されたこと、お葬式で「みんな泣いている。私も泣かなくちゃ」と一所懸命、涙をしぼりだそうとしたことを記憶しています。四歳にしてすでに、周囲の感情規則に従おうという努力＝感情管理をしていることに驚かされます。そして九歳のときにはもう一人の祖父の死に出会い、「なんともいえない空虚感とやり場のない悲しみ」を感じ、祖父の亡骸を目にして「祖父でいながら祖父じゃないような異質なものを感じるとともに、こわい感情さえ」したというのです。このような体験から、彼女は死ぬということの孤独さや恐怖を感じたと記しています。

こうした体験がきっかけとしている人の多くは、孤独と無力感のほかに、治療が難しく苦しんでいる親や祖父母に対して、自分が何もしてやれなかったこと、役に立たなかったことへの後悔の念を述べています。看護師になるのは、ある意味で償いの行為であり、かつて自分のなれなかった救済者になることなのかもしれません。

さらに、多くの人がパニックに陥っている自分にくらべて、落ち着いて思いやりのある看護師に感心したと書いていますが、反対に無能で思いやりのない医師や看護師へ激しい憤りを感じたという人もいます。おそらくはそうした医師や看護師を反面教師として、自分は理想的な看護師になろうと決意したのでしょう。いずれにせよ、彼女たちは、自分の無力さを知り、深く傷つきながら、結果的に、ふたたび死と出会う臨床の場へと戻ってきたのです。このことはこの後で触れる、外傷体験の反復強迫を想起させます。

なかに、バブル崩壊後の苦しい生活のなかで父親を自殺で失ったという人がいました。ほかにも、やはり長く糖尿病をわずらっていた父親が過労死のようにして死んでいったという人もいます。彼らは、無力感に加えて、自分が父親を病気から守ってあげられなかった、さらには自分が病気に追いやったのではないか、という思いから、深い後悔と自責の念を強く感じているのでした。

私の教え子のなかにも父親を亡くしたという人が何人かいます。とくに父親を働きざかりに亡くした学生の場合、その時期は彼女たちの思春期、親離れの時期と重なっていることになります。この時期は人間にとってとりわけ傷つきやすい時期です。とくに女の子はこのころになると男親はなぜか疎ましく、反発を感じるようになります。これまで父親が理想の男性だったような人にも、憧れの異性やボーイフレンドができてきます。「お父さん子」といわれた少女も、こうして親離れしていくのです。ところが、こうした時期に父親（もちろん母親の場合もそうですが）に死なれることは、子どもにとって自分が殺したも同然と感じられるのです。

そうした学生の一人が、父親と同年輩の患者を受け持ったとき、カンファレンスの途中で父親のことを思い出して涙が止まらなくなりました。事情を聞いて、私は「あなたが反抗期だったときにお父さんが亡くなったのは、あなたの責任ではないのよ」といいましたが、彼女の感情は、そんな言葉で簡単にやわらげられるものではありませんでした。おそらく、親が死んだという事実がひき起こす感情は、単なる悲しみや罪悪感だけでとどまるものではないのでしょう。自分が必要とするときにいない親に対しては、自分を見捨てた恨みや怒りを感じても不思議ではありません。けれども罪悪感のためにその感情は弱められているのです。

『ナースの生きがい1』には、死には至らないまでも、父親の倒産やみずからの離婚など、大変な苦労を背負い込むなかで、誰にも頼れず、自立して働かなければならない状況になったことが、看護の道を選ぶきっかけになったという人もいました。昔から看護師になることは、自立して働くことを意味しました。今でもそれは生きているようです。

また、看護師になったことで、やっと自分を好きになれたと書いている人もいます。それまでは、幼いころから周囲の大人たちに、おとなしくて口答えをしない「良い子」といわれていた自分が嫌いでたまらなかったというのです。彼女は、看護学生となって「人（患者）に対して真剣に思えば、その人からも大きなものが返ってくることを知らされ」たことが、自分に対して肯定的になれるきっかけとなったことを記しています。ほかにも、看護という仕事が充実感を与えてくれるという人もいます。人をケアすることが空しさ、空虚感を埋めてくれるようです。

母と娘

『ナースの生きがい1』のなかで看護師になるきっかけとして書かれていることのもうひとつは、母や叔母、きょうだいなど、親族に看護師がいるということです。私の教え子にも母親が看護師だという学生が目立ちます。叔母や姉妹、従姉妹などまで含めると、身内に看護師がいる割合は相当高くなるでしょう。

昔なら、子どもが親の跡を継ぐというのは自然なことでしたから、娘が母親と同じ職業を選ぶのも、さほどめずらしいことではなかったでしょう。けれども、今や、職業の選択の幅も増え、自由にできる時代になりました。そんななかで子どもが親離れしていくひとつの方法は、親とまったく違った職業を選ぶという方法です。私自身、大学に入ってから専攻を変え、看護師になるという選択をしたのは、かなりこの色彩が濃いものでした。ですから、母親と同じ職業を選ぶというのは、どういうことなのかとずっと興味をもっていました。

今では結婚しても専業主婦でいるより仕事をもっている女性のほうが多いくらいですから、子どもを育てながら働く女性はめずらしくはありません。けれども、三交代で働く看護師となると並大抵の苦労ではないはずです。助けになる祖父母が近くにいればまだしも、いなければ二重保育は当たり前、小学校にあがれば学童保育へ直行、そうでなければかぎっ子です。子どもにまで苦労させているという罪悪感を多くの看護師がもっているものです。それに、仕事場でも家庭でもケアを提供しつづけるのは、容易なことではありません。

そうした母親をもつ学生のほとんどが、小さいころは母親が家にいなかったことを恨んだといいます。とくに夜勤のときにきょうだいだけで取り残された心細さ、さびしさは忘れられないと語る学生もいます。けれども、お母さんは人のために働いている立派な看護師だという誇らしい思いが、子どもごころに、親に文句をいってはいけないという気持ちにさせていきます。そればかりか、子どもは母親のジレンマや苦労を敏感に感じとり、母親代わりに家を守ることで、母親を助けようとします。父親が助けにならなかった場合には、なおさらその傾向が強まります。子どものころから家事をいっさい取り仕切っていたという学生もいます。嫌だという気持ちもあったのですが、そうすることで誉められ、母に頼られることは彼女にとっても誇らしく喜ばしいことだったのです。

さらに、こうして育った子どもが、母親と同じ職業を目指す場合、どのようなことが起こるでしょうか。ただでさえ、娘が母親を乗り越えるというのは、人生の一大課題です。というのも、いくつになっても母親には頼りたい気持ちがありますから。母親にしろ父親にしろ、自分よりしっかりしていたはずの親が年をとり、自分より弱く思えるようになるのは、子どもにとってつらいものがあります。ある意味で、それは自分の内なる親の喪失を意味するからです。看護師を母親にもつ学生の多くに、看護師に対する、あるいは看護という職業に対する未解決のアンビバレンスがあっても不思議ではありません。

母親にしても気持ちは複雑でしょう。自分が庇護し、育て、導いてやっていたはずの娘が、いまや自分の競争相手になり、超えていこうとしているのですから。しかも、人生の半ばを過ぎた自分に較べて、娘は若く、可能性にあふれています。誇らしい気持ちと嫉妬する気持ちが同時に起こるのです。しかも、自分を支えてくれていた娘が親離れしていくことは、母親にとってはまるで親に見捨てられる体験の再現のようなものです。ちょうどそれが更年期と重なれば、そして夫との関係が希薄であれば、空の巣症候群を呈するようになるのもうなずけます。そのとき娘は母親を見捨てて、あくまで自分の道を突き進んでいくことができるでしょうか。

摂食障害に悩む看護学生

最近、摂食障害に悩む看護学生が多いと聞きます。といっても、かなりの学生がその事実をひた隠しにしているので、休学に追い込まれるなど、なんらかのかたちで問題化してわかるケースがほとんどで、実際にはかなりの学生が人知れず悩んでいて、多くはそのまま卒業していっているものと思われます。

彼らが、そのことをひた隠しにする理由は、自分がなにか人に知られたくない、とんでもなく悪いことをしているように感じていることにあります。はじめは、食べ過ぎてしまうことに対する羞恥心や罪悪感があるのかと思っていましたが、最近、どうもそんなに簡単に説明がつくものではなさそうだと思うようになりました。

彼らの罪悪感（自分が「悪い子」だという感じ）は、あらゆることに向けられています。たとえば、むちゃ食いすることや吐いてしまうこと、友だちや周囲の人たちに秘密にして、嘘をついていること、友だちですら信用していないこと、怠けていること、何事もきちんとできないこと、などなど。あらゆることに「悪いことをしている」という感じがつきまとっています。そしてこの罪悪感をかき消そうとして、また、つい食べ物のことを考えてしまったり、食べ物に手が伸びてしまったりして、さらに悪いことをしたと悩むのです。まさに泥沼の悪循環にはまってしまっているわけです。

けれども、そこには、もっと深刻な罪悪感が隠されています。それは、親に対する根深い罪悪感です。それは、親を見捨てる罪悪感であり、自分のせいで親が傷ついたと感じる罪悪感でもあります。その罪悪感は食べることにまつわる罪悪感やそのほかの罪悪感のなかに紛れ込んで、用心深く隠されています。木を隠すのにいちばんいい場所は森の中だというわけです。食べることにまつわるこだわりや悩みばかりを聞いていると、つい見過ごしてしまいます。

では、この親に対する罪悪感が摂食障害の根っこなのでしょうか。どうも、そうとは言い切れないようです。罪悪感のかげに、さらに隠された感情とそれが生み出す葛藤があるように見えます。それは親から見捨てられた怒りや、甘えたいのに甘えられなかった恨みです。けれども、こうした感情は、親から拒否されることへの根源的な恐れや、親をさらに傷つけるのではという恐れのために、ほとんど自分では認められません。しかも、一方でせつないほどに親の愛を乞い願う気持ちがあるのです。そのため、親に対する不満を口にしたとたん、「でもやっぱり私はお母さんを尊敬しています」と断固として訂正する学生や、「親に自分の本当の気持ちを言うなんてできません」と泣きながらいう学生もいます。

ところで、娘が摂食障害（べつの問題でも同じですが）になることは、どんな意味があるのでしょうか。全体としての家族の視点で見ると、そこには違った図柄が見えてきます。それはこのような図です。

娘が摂食障害に陥り、身体的に衰弱したり生活が破綻するまでになると、世話をする人が必要になります。そこで母親（父親である場合もないわけではありません）が駆り出されます。場合によっては、家を出たはずの娘が家に戻るという結果になることもあります。それは、母親に新たな役割をもたらします。母親が主婦でいることや妻でいることに意味を見出せないでいた場合、娘の世話に駆り出されることによって、母親としての存在証明が与えられ、孤独と無力感、罪悪感から救いだされるのです。

看護師のパーソナリティと共依存

看護師になろうと思う人に、なにか共通の特徴はあるのでしょうか。前章で紹介したマランの「援助的職業症候群」のもとになったものにボウルビーの、「強迫的な世話やき」[★4]という概念があります。文字どおり、強迫的に人の世話をやこうとする性格傾向のことです。日本語でいうと過度の「おせっかいやき」ということになるでしょうか。

私は以前から、看護師には「汚れているものはきれいにしたい、曲がっているものはまっすぐにしたい」というやむにやまれぬ衝動（「ガッタ虫」）のようなものがあると思っていたのですが、この傾向はそれにそっくり当てはまるかもしれません。

ボウルビーによれば、この傾向をもつ人は、対象喪失に対して病的な悲哀（うつ）を示す人びとのなかに見られます。つまり彼ら自身、愛着の対象を喪失した痛みを体験しているのですが、それにこだわることを嫌うのです。そして、他の人たちの幸福には深く――ときには過剰に――関心をよせがちです。彼らは自分自身のために悲しんだり、助けを求めたりするよりは、ケアを必要としているのは自分ではなく、ほかの誰かだと感じたがるのです。そのため、彼らがそうした関心の対象として選ぶのは、「死別を含めて、悲しい人生経験や苦しい人生経験をした人」たちということになります。

「強迫的な世話やき」の人びとは、本当は自分が欲しがっているものを他者に強迫的に与えようとします。相手に喜ばれようが喜ばれまいが、お構いなしに世話をやき、ついには相手を囚われの身にしてしまいます。善意という名の支配[★5]、もしくは愛情という名の支配が始まるのです。『ミザリー』に登場したアニーはその典型といえるでしょう。また、子どもや親を亡くした後にできた子を「身代わり」として溺愛し過保護に育てる親の場合も、同じく、喪失の痛みや罪悪感を、人を過剰に世話することで補おうとする例だとボウルビーは述べています。

けっきょくのところ、この関係では世話をやくほうが、世話をやかれるほうを支えているように見えて、その実、逆であることは、本人たちにも周囲の人たちにもあまり意識されません。けれども、世話をやく対象を失ったときに、それがはっきりします。たいへんな重荷から解放されてさぞやほっとしただろうと思われるのに、これまでしっかりと世話してきた人のほうが深い抑うつにとらわれることが多いのです。「荷おろしうつ病」と呼ばれるうつ病は、まさにそうしたときに生じます。昨今のペット・ブームとそれに伴うペット・ロスの問題にも、これと同じダイナミクスが働いているのかもしれません。

看護師もまた患者に支えられています。学生が受け持つことを引き受けてくださる患者たちは、概して学生思いで、学生の勉強になるようにといろいろと気をつかってくださいます。精神科でも、「私は何もお話してあげられることがないから学生さんの役に立ちません」といって辞退する患者がいます。学生が、患者が受け入れてくれることのありがたみを本当に理解するのは、患者から「あっち行ってよ」「ひとりにして」などと言われたときです。それはそれでかなりショックですが、やがてそれまで患者が自分を受け入れてくれていたことで、どれだけ自分が支えられていたか、それがどれだけありがたいことだったのかに初めて気づくことができるのです。

ボウルビーは、「強迫的世話やき」の傾向をもつ人の生活歴に、二つの異なった子ども時代の経験が見られると述べています。いずれも、健康な愛着《アタッチメント》の形成において大きな障害となる経験です。

ひとつは、幼児期における断続的で不適切な母性的養育《マザリング》です。彼は教師として有能な母親をもちながら、そのために母親との接触が少なく、養育が家政婦の手に任されていた少女たちの事例を紹介しています。これはウィニコットの「世話役の自己」のケースとよく似ています。子ども時代の入院体験も、同じような影響があるのではないでしょうか。

もうひとつは、病気の親や傷ついた親をもつ場合、もしくは両親の結婚が破綻している場合などです。ほかに病人や障害者、高齢者など手のかかる家族を抱えていて親が子どもを十分にかまってあげることができない場合も含まれるでしょう。こうした環境では、子どもは親に代わって保護者の機能を担わなければなりません。家族の調停役として働かなければならない子どももいます。こうした場合、子どもは自分が「悪い子」だったせいで親が病気になったり、不幸になったりするのだと感じてしまいます。たとえそうは意識していないときでも、自分が親の面倒をみなければならないと強迫的に思い込んでしまうのです。

これは、最近よく耳にするようになったアダルト・チルドレン（AC）の定義によく似ています。ACとは、八〇年代以降、PTSD同様、医学というよりセルフヘルプの社会運動のなかから生まれて広く知られるようになった用語です。もともとは、「アルコール依存の親のもとで成人した人」という意味の言葉で、一九八一年に米国のケースワーカー、クラウディア・ブラックの書いた本がきっかけに広まったといわれています。医学的な枠組みではなく、社会的な関係性の枠組みでその問題を考えようとするものです。

この言葉はやがて、定義が拡大され、信田[★6]はACを親がアルコール依存症であるかないかにかかわらず、「現在の自分の生きづらさが親との関係に起因すると認めた人」と定義づけています。つまり、なんらかの理由で親との関係にからめとられてしまい、自分らしく生きられなくなってしまった人たちです。

ACたちが生まれ育った環境は、まさにボウルビーのいう「強迫的世話やき」を生み出す生育環境にほかなりません。彼らは、自分たちが受けるべき世話や養育を――すなわち自分自身の子ども時代を――喪失しているのですが、それを認めて嘆き悲しむことができないのです。そして、そうした世話や養育によって形づくられるはずの「本当の自己」ではなく、他者のことを配慮し、強迫的に世話をやくような「偽りの自己」を育てることになります。

こうした生育環境で育った子どもは、本当の意味で自立することが難しいのです。自立することは親を見捨てることになり、彼らにますます自分は「悪い子」だと感じさせてしまうからです。実際に親が死亡した場合などには、深刻な罪悪感からうつに悩まされることもめずらしくありません。

シェフ[★7]は、ACのつくり出す関係を共依存関係としてとらえています。ACは共依存者というわけです。

シェフのいう共依存者の特徴を要約してみましょう。

まず、共依存者は常に良い人です。共依存者は家族システムにおいてよく家族の面倒をみますが、しばしばその枠を超えて、看護師、医者、カウンセラーなど、プロの奉仕者になります。シェフはアメリカの全看護師の八三パーセントがアルコール依存症家族の長子として生まれているという研究結果を引用しています。米国ではクリントン大統領が自分はACであると公表して話題になりました。彼の実父は、彼が生まれる前に交通事故で亡くなり、継父がアルコール依存症だったのです。ちなみに母は看護師でした。そんな彼は国家の世話役兼世界の調停役となったのです。

次に共依存者は自分を価値の低い者と感じるために、自分が他者にとってなくてはならないものであろうと努力し、それによって、しばしば強迫的な世話やきになってしまいます。

さらに、彼女はこう続けます。「共依存症者はキリスト教の殉教者のような苦難者です」「共依存症者は従者です」「共依存者は、みずからを害するということに無頓着です」などなど。

こうした結果、共依存症者には、消化性潰瘍や高血圧、腸炎、腰痛やリウマチ性関節炎をわずらう者が多く、癌の罹患率も高いことが指摘されています。

共依存者はまた、なんらかの嗜癖傾向をもつパートナーをみずから選びがちです。酒やギャンブル、女性問題などでトラブルを起こす夫や恋人に悩む看護師の話を聞くのはめずらしくありません。ところが、意外にも共依存者自身も、なんらかの嗜癖をもつことが多いといわれています。たとえば、お酒やタバコ、過食や拒食、買い物やギャンブル、異性関係などへの嗜癖です。クリントン大統領の繰り返される女性問題は、ある種の嗜癖といえるかもしれません。看護師のなかにもこうした嗜癖をもつ者が少なくないのです。

愛情と自立のはざまで

ところでボウルビーは、死別後の悲哀の経過が思わしくない人びとのなかに、もうひとつ、べつの性格傾向も見出しました。それは、その人たちが、「あらゆる愛情のきずなからの独立」をめざしてきた人たちだということでした。彼らは、自分の感情は自分で充足できると主張します。人の世話にはならない、人の助けはいらないというのです。

ちょっと横道

■ボウルビーの理論とその生き方

愛着《アタッチメント》理論で有名なジョン・ボウルビーの生まれ育った家族にもさまざまな葛藤がありました。[★8] 彼の父は少将の軍籍と准男爵の爵位をもつ、ロンドンの有能な外科医でした。彼が生まれたのは、一九〇七年、父が五二歳のときで、母も四〇歳という高齢でした。この父は、八歳のときにタイムズ紙の海外記者をしていた父親（ジョンの祖父）が北京で暗殺されて以来、生涯再婚しなかった母親（ジョンの祖母）を思い、彼女が死ぬまで妻を娶ろうとしなかったために、結婚が遅かったのです。一方、母メイは貴族でありながら辺地の教会ではたらく牧師の長女として生まれ育ちました。それぞれ親とのあいだに密接すぎるほどのつながりをもった人たちだったのです。

ジョンには姉二人、兄一人、妹と弟がそれぞれ一人ずつ、計五人のきょうだいがいました。当時の彼らの社会階級に所属する家族はみんなそうだったように、きょうだいたちの養育は多数の使用人にまかせきりだったといいます。しかも、ジョンが七歳のとき第一次世界大戦が始まり、彼は年子の兄と一緒に寄宿制の学校に入れられます。父とは年齢が離れていたせいもあり、ジョンはこの兄とたいへん仲がよかったのですが、それだけに競争意識も非常に強かったようです。一方、すぐ下の弟ジムには発達障害があり、生涯結婚せず、社会的にもうまくいかなかったようです。姉二人も生涯未婚のままでした。

人間の成長に愛着が重要な意味をもつこと、さらにはひきこもり状態の赤ん坊のなかに「不安な愛着」が存在することをするどく感じとったのは、彼自身のこうした体験があってのことだったといえるでしょう。……………………………………■

こうした「強迫的自立」傾向をもつ彼らの子ども時代の経験にも、「強迫的世話やき」と同じように二つの特徴的なタイプが見られました。これも愛着《アタッチメント》にかかわることです。ひとつは、子ども時代に親を失い、その後、独力で生きてきたというケースです。もうひとつは、子どもが親からの愛情を求め、注目して支持してもらいたがっていることに対して親が同情的でなく、批判的な態度で取り扱う場合です。つまり、子どものころに「甘え」を満たしてもらえなかった人たちです。親の「甘ったれるな」「めそめそ泣くんじゃない」「いつまでも子どもみたいなことをいうんじゃない」という叱責の声が聞こえるようです。

　このような環境で育った子どもは、それなりに強くたくましく成長します。けれども、幼いころに愛着の対象をもてなかったり、甘えを禁じられたりすることは、暴力のようなあからさまな虐待ではないものの、子どもの心をじわじわと蝕んでいくのです（ウィニコットは、過度の期待はかたちをかえた攻撃だといっています）。

　彼らは見たところ独立独行の人に見えて、実は人とうまくやっていくことができない人になることがあります。とくに一緒に生活したり、仕事をしたりすることが難しい人になりがちです。というのも、そうした親密な関係には複雑な感情が伴うものですが、自分や他人がどのように感じているかについての理解が浅く、相手の気持ちを察するということができないからです。その結果、後年になって、とくに愛着の対象を失ったときや、孤立無援の状態に陥ったとき、抑うつやアルコール依存、自殺などの精神的破綻をきたすことがあるとボウルビーは述べています。実際、達成へのプレッシャーが強く、子どもへ注意が向けられることが少ない社会ほど、アルコールによる病的酩酊の出現率が高いということが疫学的調査でも確かめられています。[★9]

　また、厄介なことに、こうした「愛情のきずなからの独立」を求める人のなかには、たとえ自分自身が問題を起こさなくても、自分の配偶者や子ども、上司といった周囲の人々の精神的破綻の原因になる人がいる、とボウルビーは指摘しています。それは相手とのあいだに、察しあう関係＝「甘え」の関係を築くことができず、適切な感情のギブアンドテイクができないことによるといえるでしょう。精神科であれ他の科であれ、患者となった人の親にこうした独立独行の厳しい人生観をもった人がいるということはよくあることです。一人の人間の精神的破綻もしくはそのべつのあらわれとしての慢性的身体疾患の多くは、何代にもわたる不幸な人間関係の結果であることが多いのです。

虐待と複雑性外傷後ストレス障害

ところで、ボウルビーがあげた病的な悲哀を示す人びとの生育歴における特徴的な体験には、不適切な養育という表現はあっても、虐待という言葉がありません。実は、親子のあいだに近親姦を含む虐待という恐ろしい事態が起こっていることが専門家のあいだで公然と認められるようになったのは、つい最近のことなのです。そして今、幼児期の虐待が心的外傷体験として、子どものこころの発達に大きな影響を与えることが広く認められるようになるなかで、あらためてボウルビーやウィニコット、さらにはリフトンなどの研究に注目が集まっています。

今では、ボウルビーがあげたような「断続的で不適切な養育」も、こころの成長に欠くことのできない愛着や「甘え」の不足も、広い意味では虐待の概念に含まれます。[★10]岡野[★11]は、身体的虐待や言葉による虐待、性的虐待など、激しい衝撃が加えられたことによるこころの傷を「陽性外傷」と呼ぶのに対して、愛情や養育が不足したこと、適切な応答が与えられなかったことで負うこころの傷を「陰性外傷」と呼ぶことを提唱しています。

いずれにせよ、外傷体験の核心は、無力化されることと、つながりを失い、孤立無援の状態を強いられることにあります。衝撃的な外傷体験が、心身にあらわれる多彩な症状の形で明らかな影響を残すのに対して、虐待という心的外傷は一過性に終わるものではなく、日常生活のなかで繰り返し起こり、気づかないうちに徐々にその人のパーソナリティに影響を及ぼしていきます。こころに外傷を負った子どもは、人間存在の基盤である基本的信頼（「甘え」とも愛着《アタッチメント》とも言い換えられるでしょう）を発達させることができないからです。彼らにとって愛は、利用され、裏切られ、傷つけられるものでしかありません。低い自己評価と他者への不信を植え付けられた彼らは、独特のパーソナリティと人間関係を発展させていき、その結果、彼らはさまざまな「生きづらさ」を体験することになるのです。

これまで、「境界性人格障害」や身体化患者と呼ばれ、難しい患者のレッテルを貼られてきた人びとの多くが、こうした慢性的な外傷体験の被害者であることが、しだいに明らかになってきました。ハーマン★12は長期にわたり反復して傷つけられてきたことで、さまざまな病的状態を示している人々のために、「複雑性外傷後ストレス障害（複雑性PTSD）」という名称を提案し、新たな理解の必要性を呼びかけています。

再び、「Hちゃん事件」について

ここで再び、Hちゃん事件の被告の物語に戻ってみましょう。以下は二〇〇〇年三月六日の朝日新聞に掲載された、検察側の冒頭陳述からまとめたものです。

中学生のとき、虫垂炎をこじらせて入院し献身的な看護師に感動した彼女は、中学を卒業後すぐ高校の衛生看護学科に進み、准看護師の資格をとりました。けれど、すぐには就職せず、そのまま家を離れて他県の短期大学看護学科の進学コースに進み、看護師の資格を得て県内の病院に就職しました。

ところが、就職してまもなく被告は退職しています。担当患者が目の前で死亡する様子を見てショックを受けたことがその理由と伝えられています。このとき、被告は二か月間実家に閉じこもったといいます。母親は、「異常なほど思い込んで引きこもっていた」「他人が見るとささいなことも、自分に対する責任を感じて異常なほど思い悩むことがあった」と話しているそうです。

誰にとっても、看護師にあこがれるのと、職業として働くことのあいだには、かなりのギャップがあるものです。現場では新人看護師といえども、ユニフォームを着て働いている以上、患者からは「看護婦さん」と呼ばれて頼りにされてしまいます。けれど、新人看護師の時代にはみんな自信がなく、内心はおびえ、不安にすくんでいます。しかも、看護師に対して「強く」しかも「やさしい」といったステレオタイプな理想像をもっていればいるほど、現実の自分は看護師としてふさわしくないと思ってしまいます。そんなときに、担当患者に死なれることは新人看護師にとって相当なショックであることは間違いありません。

けれども、これまで何年も実習を重ねてきたことを考えると、どうしてそれほどまでに、という疑問が残ります。ハーマン[★13]は、外傷的状況に遭遇してとくに傷つきやすいのは、「すでに無力化されている人、他者とのつながりを失ってしまっている人」だといいます。彼女もこの出来事より以前に、なんらかの傷を負っていたのではないかと推察できますが、事実関係については詳しいことはわかりません。[★14]けれど、それが親からの自立を迫る時期であったことが、患者の死に遭遇したときの無力感や罪悪感をいっそう増幅し、彼女を打ちのめしたということはありうるのではないかと思います。

やがて彼女は宗教に関心を寄せるようになり、長野の善光寺での講演会に参加した際に出会った夫と結婚しました。死を弔う僧侶をパートナーとして選んだのにも、何か理由があったのでしょう。

彼女がHちゃんの遺体を実家の裏庭にわざわざ運んで埋めたというのも、どこか象徴的です。殺されたHちゃんは、現実にはもはや死んだも同然の彼女自身だったのではないでしょうか。そう考えると、このとき彼女は死んだ自分を実家の裏庭に埋葬したのだといえるでしょう。今、彼女は一日も早く裁判が結審して、死刑になって罪を償いたいと考えているようですが、彼女がわが身に引き受けようとしている罪は、果たしてHちゃんを殺したことだけなのでしょうか。

心的外傷の強迫性

親からの虐待を受けた子どもたち（被虐待児）が、大人になってから虐待する側に回るとよくいわれますが、それは正確ではありません。そういうケースがあるのは事実ですが、被虐待児の多くは、必死に現実に適応しようと努力し、その傷を乗り越えて生きていきます。むしろ、被虐待児は成長してから再び虐待を受ける確率のほうが高いのです。たとえば、学校でいじめられたり、結婚して夫に殴打される妻《バタード・ワイフ》になるといったケースです。児童期に近親姦的な虐待を受けた女性のなかの約三分の二がレイプの被害にあっているといわれています。★15

こうした現象は、外傷体験をした人がフラッシュバックや悪夢というかたちで、繰り返しそのときの記憶を蘇らせ、追体験するのに似ています。現実生活においても恐怖の状況を何度も再現し、繰り返し体験するのです。そして同じように無力で苦痛に満ちた被害者としての自分を再演することになります。これは、意識的にというよりも、無意識のうちに、しかも否応なく起きてくるのです。フロイトは、なにごとかにとらわれてしまう神経症の特徴を「反復強迫」という言葉で表現しましたが、これと同じような性質を帯びているのです。この理由にはさまざまなことがいわれています。

被害者は、繰り返し孤立無援の状態を再演することによって、その危険な出会いの結果を変えようという幻想を抱いているのだという人もいます。繰り返し再現することで、そのときのことを取り消し、やり直そうとするのだ、あるいは、そうすることによって、意識的に自分の支配する力を取り戻そうとするのだという人もいます。また、第5章でみたように、外傷を受けた人には心身症が多く見られます。それは、恐怖の瞬間を言葉で表現できず、その瞬間を身体のなかで何度も生きなおしているのではないかと解釈する人もいます[★16]。

こうした行為は、いわば自己治癒的努力とみなすことが可能ですが、かといって、被害者は喜んで再演しているわけではありません。そうした状況に余儀なく追い込まれるか、意識的に再演する場合でも、やらずにはいられないといった「取り付かれる」感覚があります。侵入される感覚なのです。そればかりか、自分が再演していることすら気づいていないことも多いのです。たとえば、幼いころに虐待を経験した人は、自分を庇護しケアしてくれる人を求めてやみません。ところが、その一方で、自分はまた見捨てられるのではないか、搾取されるのではないか、傷つけられるのではないかという恐怖につきまとわれ、安定した関係をもつことができないのです。その結果、そのたびに裏切られ、傷つけられるというドラマを再演することになります。

外傷体験による圧倒的な無力感は、被害者に「受け身性」を刷り込みます。他者に対して「ノー」といえず、どんな要求も甘んじて受け入れてしまうような傾向をもつようになるのです。そのために、危険から身を守ることができず、外傷体験を繰り返すことにもなってしまいます。

外傷体験と看護という職業選択

外傷を受けた人は、生きていくなかであえて難しい状況に直面しつづけることになるのですが、前章で述べたように、これが現実社会への適応の役に立つこともあります。被虐待児をはじめ、恐怖と不安に取り囲まれて育った人は、そうした環境に適応して生き延びるために、たえず「アンテナ感覚alertness」を研ぎ澄ませておかなければなりません。これは、たえざる注意と他者への波長合わせを必要とする看護にとって、有用な能力です。しかも、そうした環境を生き延びたという体験は、過酷な状況にも耐え抜くことのできる強さを与えてくれます。「強迫的世話やき」傾向や「強迫的自立」傾向も、しっかりとした思いやりのある看護師をつくり出します。

ハーマンは、ベトナムの戦闘に参加したのち、救急救命士となって活躍している帰還兵の例を紹介しています。[★17] 救急救命の仕事は、ベトナムでの戦闘に比べれば「レベルの低い」仕事で、戦場ほどの悲惨さに出会うことはありません。彼は自動車事故があるたびに、「アドレナリンがどっと放出されて身体を駆けめぐり、あと百回分の救急出動のためのエネルギー補給をすませてくれる」というのです。

過去の体験からにせよ、現実の看護の仕事からにせよ、心的感覚マヒという、小さな死の体験をしている看護師が、常に忙しくアドレナリンの放出を求めて走り回っているのも、死を否認したいという無意識の防衛が働いているのかもしれません。じっとして動かない状態は、死のイメージと結びついているのです。実際、救急事態が発生するときほど、看護師が生き生きとするときはありません。

『命のカルテ』に登場する元ベトナム帰還兵カリスタ・Hもそうした人の一人です。[★18] 彼は、〝ベトナム戦争の影響で看護職に興味をもった人びとの学校〟に入学し、なんと産科の看護師になったのですが、その後、救急部の看護部長を経て、州立刑務所の看護師となりました。そこで彼は死刑執行の手助けを頼まれ、死刑囚に点滴で薬剤を注入するところまでの作業を引き受けることになったのです。彼が泣いたのは、死刑執行後何週間もたってからでした。彼はこう語っています。

後悔の念があったわけではない。ただ、人間が人を殺すのも、あんなかたちで死刑になるのも、妙に悲しくてたまらなかったのだ。

彼のなかにはあふれんばかりの怒りと悲しみがあって、どこかにはけ口を求めていたのかもしれません。

看護師の生の軌跡と病者の生の軌跡

こうした看護師たちの体験を聞くたびに私が思うのは、看護師になるのと、患者になるのとは本当に紙一重なのだということです。だからこそ、強固な職業意識とユニフォームで境界をきわだたせることが必要なのかもしれません。榊[★19]はアルコール専門病棟で働く看護師のなかに、患者と自分とが人生経験において紙一重という思いがあることを明らかにしています。人生の軌跡のどこかで、その二つの道の分岐点があったのではないでしょうか。看護師の多くはもともと患者に対する親和性があり、だからこそ、その痛みによく共感できるのかもしれません。

けれども、その反面、自分のケアされたい気持ちが満たされずに残ったままであれば、「援助的職業症候群」に陥ってしまうことは避けられません。学生たちのなかには、悲惨な家族背景と生育歴をもつ同世代の精神科の入院患者に対して、自分も似たような境遇でがんばって生きているのに、彼らは現実から逃避していると憤るものがいます。そうなるとケアすることもできなくなるのです。

ギャロップら[★20]は、カナダの大トロント地区の女性看護師を対象に、幼少期の性的虐待が精神的健康と看護実践に及ぼす影響について質問紙と面接による調査をおこなっています。それによると、幼少期に性的虐待を受けた看護師は、受けない看護師に比べて、有意に自己評価が低く、抑うつ的で、自己主張が苦手であることが明らかになりました。虐待の体験が看護師を志望した動機と関連していると回答したのは、一割程度にとどまっていますが、彼らの動機のなかには他者を助けたいという願望があったこと、他者を助けることが自分自身にとっても有益であると考えていることが明らかになっています。また、虐待体験のある看護師の半数は看護実践に影響していると答えており、婦人科で性的虐待の犠牲者や娼婦、薬物依存者などを助ける仕事や、小児科で傷ついた子どもを援助する仕事に従事していることに自分の体験の影響があると認めていました。精神科で働くことを選んだ看護師は、そこでの看護という仕事が自尊感情を高め、加害者を許せるようになったと語っています。一方、男性に対する根深い憎悪や不信感のために女性の職場を選んだと答えた人や、そうした感情が医師やほかの男性スタッフとの関係に影響を及ぼしているという看護師もいました。

なかでも興味ぶかいのは、「病院」という建物が自分にとって母親代理のようなもので、勤めはじめて数年間は病院のすぐそばに住んでいたという看護師の言葉です。彼女は子どものころ、何度も腎臓疾患で入院した経験があったのです。

けれども、いくら看護に向いているとはいえ、再び孤立無援の状況にさらされ、ケアされることがなけれ合でも精神的ダメージを受けて、患者の痛みにふれることで、自分のトラウマが刺激されれば、彼らの傷はふたたびうずきだします。ギャロップらは、結論のなかで、社会の全女性にかなりの割合で幼少時の性的虐待体験があると報告されている以上、看護師のなかにも相当数の被害者がいると考えられるとして、このことは教員や管理者にとって難しい課題となるだろうと述べています。

なぜなら性的虐待に限らず、暴力や精神的虐待を受けたことのある学生たちは、共感的な教員を必要としている反面、教員が直接的に虐待の有無について問うことは、彼らにとって侵入的に感じられ、患者扱いされるように感じられるだろうからです。本論文の最後は、もし看護師が患者に対して有効なケアを提供しようとするなら、自分自身をケアすることから始める必要があると結ばれています。

ちょっと横道

■ナイチンゲールの場合

一九世紀英国で生まれたナイチンゲールも、「家族という牢獄」に囚われていた一人でした。彼女は、上昇志向のある母親とカントリー生活を好む書斎派の父親との確執のなかで育ちました。父親にかわいがられた彼女は、学問の魅力に目覚めましたが、それは当時の彼女の家族が所属する階層の女性像にはそぐわないものだったのです。そこで彼女は、真の感情や願望は口に出さず、周囲の期待にこたえて家庭的な娘の役割をずっと演じていたのでした。彼女は覚え書に次のようなことを記しているそうです。[★21]

幼い頃、私は他の人とは違っているという思いにつきまとわれていた。私は怪物だということ、これはいつかは人に見つかるかもしれない秘密であった。

彼女は自分の「本当の自己」を「怪物」と感じていたのです。けれどもやがて、彼女は神の召命の声を聞き、看護師になる決意をします。そのため、魅力ある男性の結婚申し込みをも断ったのですが、母親が看護学校に行くことを反対したために、彼女は深刻な心神喪失状態に陥りました。これ以後、彼女は何年ものあいだ夢幻状態や自殺念慮、罪悪感、発狂の恐怖などを伴う、うつ状態で苦しむことになります。

やがて、希望がかない、看護師となったナイチンゲールは、クリミア戦争で傷病兵たちを救うために超人的な働きをして一躍有名になりましたが、そのときも、彼女はクリミア熱で倒れています。たんなる熱病だけではなく、頭痛、耳痛、歯痛、咽頭炎、関節炎などにも悩まされたといわれています。

帰国して、国民の歓呼の声に迎えられたナイチンゲールは、陸軍の衛生改革に乗り出すのですが、その最中も母と姉がホテルに押しかけて彼女の神経を逆なでしました。そんななかで彼女は再び虚脱発作を起こし、三七歳から三〇年間、病人として自室にこもることになったのです。彼女の膨大な著作はほとんどすべて病室で書かれたのでした。小玉[★22]は「病気はむしろ彼女にエネルギーをもたらした。やがて、〝病気〟を利用しているかの様子が見えてきたのは、当然の成り行きかもしれない」と記しています。

ナイチンゲールの書いた自伝的小説『カサンドラ』に、次のような一節があるそうです。

私たちに苦しみを返してください。心のなかで天に向かって叫びます——無関心主義よりも苦悩をあたえられるほうがよいと。無からはなにも生まれないが、苦悩からは治療方法が生まれるかもしれない。麻痺状態にあるよりも、苦痛を味わうほうがまし。たとえ百人の人が砕け散る波にもがき溺れるかもしれないが、そのうち一人は新しい世界を発見するだろう。浜辺で無為に立ち尽くしているよりは、あの新しい世界の方向を指し示しながら砕け散る波頭に命絶えるほうがよい

孤立無援は精神の死をもたらしますが、肉体の苦痛は生きている証でもあります。ショーウォーター[★23]は、「単なる私的な苦悩ではなく『大衆の病気、犯罪、貧困というような人生の現実の実態』との接触が、女たちの生涯における精神の麻痺への解毒剤であった」と述べています。ナイチンゲールの苦悩は、苦しむ病者との接触によって癒され、生きる活力となったのです。……………………■

10 | 組織のなかの看護師

わたし自身、この仕事は大好きだけど、看護師をひとつの職業として考えるとき、ナースたちの対応の仕方がいやでたまらない。三十三で看護学校を出たときはたくさんの理想で胸がふくらんでいた。ところが、突然、現実だらけになってしまったんです。経営側も確かにひどい。でも、看護師自身がお互いに協調性を欠いているんですよね。極端な場合、陰湿と言ってもいいくらいです。

クリスタル・G

私は大学院生時代に小さな民間精神科病院で看護師として働きはじめ、その後ソーシャルワーカーになりましたが、月何回かは看護師として当直をしていました。それ以前には、婦人相談所の心理判定員や保健所の精神保健相談員としても働いたことがあり、保育園では保育士になる前に、調理師の下働きもしました。つまり、看護師という立場を、中からも外からも見る機会があったわけです。そうした体験から、私自身、看護師という存在に対して、強烈な愛着と同時にある種のやりきれなさを感じてしまうことがあることを告白しなければなりません。けれども、そうした思いは多かれ少なかれ看護師なら誰しももっているのではないかと思うのです。この章の冒頭に掲げた産科看護師クリスタル・Gの嘆きは日本の看護師の嘆きでもあるのではないでしょうか。

私が看護師になるまで

大学入学当時、私が目指していたのは科学者になることでした。けれども、大学闘争のおかげで授業から解放され、自分が本当にやりたいことは何か、知りたいことは何かを考える時間と仲間を得ることができました。

私が興味をもつようになったのは人間でした。なかでも人間の人格がどのように形成されていくのかに関心が向き、友人たちと一緒にピアジェの児童心理学の読書会を開いたりしました。その延長で、もっぱら知的好奇心から保育園で働き出したのですが、そんな頭でっかちの私を待ち受けていたのは、資格がなければ保育士としても働けないという現実でした。いくつもの保育園を訪ね歩いたあげく、最初は産休代替の調理補助員としてしか働けなかったのです。うだるような暑さのなかで、何十人もの子どもたちのためにじゃがいもやキャベツを切り、大なべをかき回す毎日でした。けっきょく、保育士として働くためにあらためて資格試験に挑戦し、資格をとったのですが、このとき刷り込まれた、なんの資格ももたないままにひとりで職を探していたときの心細さ、なんともいえない孤立無援感は、私に大学へ戻ることを決意させることになりました。そう、私自身の看護師になるきっかけも孤立無援感だったということになります。

大学に戻ろうと思ったのは、保健学科で看護の科目が開講され、看護師資格がとれることになったと聞いたからでした。けれど、そのときはただ資格をとることだけを考えていて、実際に自分が看護師として働くとは考えていませんでした。ですから、学部を卒業して看護師の資格をとったあとも、そのまま大学院に進んで精神衛生学を専攻することにしたのです。ところが、実習先の精神科病院でたまたま会った医師に研究者として働いてみないかと勧められたことから、大学院に籍を置いたまま、パートで勤めることになりました。

病院の玄関をくぐったときが運命の分かれ道でした。看護師の白衣を渡されたのです。私は研究者として勤めるつもりでしたから、驚き、うろたえました。病院とはあらかじめ研究者として入れてもらう見返りに看護当直をするという約束をしていました。そうである以上、看護課に所属してもらわなければ困るというのが、当時の院長の言い分でした。私はしぶしぶその白衣を受け取りました。

いまだに白衣に抵抗があるのは、そのときのことがあるせいかもしれません。あのペラペラの木綿のワンピースが私のアイデンティティを剝ぎ取り、看護師という役割に無理やり押し込められたように私は感じました。考えてみれば、年齢にかかわりなく、季節が変わっても、年がら年中、木綿の裏なしのワンピース(最近ではスーツやパンツ・スタイルもあるようですが)で過ごさなければならないような専門職は、看護師をおいてほかにはないでしょう。しかも、血液や汚物にまみれることもある仕事に、たえず汚れや下着に気をつかわなくてはならない白いユニフォームはふさわしいとは思えません。患者をベッドに担ぎ上げたりするときには、ワンピースはほんとうに不便です。

けれども、ユニフォームを着るとシャキッとするから好き、という看護師は少なくありません。白いユニフォームと同時に、看護師という役割を身にまとうのです。戴帽式もそうですが、身にまとうものにどこか神聖な象徴的意味を込めるのは、看護師という職種ならではといえるのではないでしょうか。その瞬間、看護師という集団の一員になり、意識まで変わるのです。私が白衣を手渡されたときに感じた抵抗は、看護師の集団に飲み込まれることに対する不安だったのかもしれません。

看護師という集団と職業意識

看護師という集団を外側から見ると、それは「驚異の集団」です。なにより人数が多いのです。しかもほとんど全員が女性で占められ、トップから新人まで同じユニフォームを着て〝一致団結〟しているのです（諸外国では私服勤務も増えていますが）。しかも、看護師集団はよく軍隊にたとえられるほどの厳しい規律と明確な階級組織《ヒエラルキー》をもっています。スタッフミーティングの場では、師長や主任が発言してからでないと、その下のスタッフは発言しません。そして発言するときには必ずといってよいほど、「私は……」ではなく、「私たち看護師は……」という言い方をします。看護師は常にみな同じ意見や考えをもたなければならない、いや、もっているはずと思っているのです。これほど「われわれ意識」の高い集団も珍しいのではないでしょうか。そのため、他の職種にとっては「脅威の集団」となっているのです。

サリヴァン★1は、精神看護学の母ともいわれるペプローに大きな影響を及ぼした精神科医ですが、その彼が職業意識に凝り固まった看護師たちを嫌っていたことはあまりにも有名です。彼は自分の担当する男子病棟に看護部の監督権がいっさい及ばないようにし、とくに大学卒の正看護師を患者と接触させないようにしました。患者は家族のなかでも社会のなかでも疎外され、虐げられた存在なのに、厳しい階級制度のある病院で、強い女性に支配される立場に置かれた男子患者に治癒は望めないと考えたのです。第3章で紹介した『カッコーの巣の上で』のラチェット師長は、サリヴァンがもっとも恐れ、排除しようとした看護師のイメージそのものです。

彼が嫌悪したのは、看護師の態度には「骨がらみの心構えができてしまっている」という点でした。看護師には「私のプロフェッションよ、なんといわれようと私のプロフェッションよ」という意識が強すぎて、そのために一人ひとりの資質や全体性がわからなくなっているというのです。これを壊すには看護師個人が急性の人格変容でも起こさなければだめだろうとまで彼は述べています。

看護師は、自分たちの専門性が確立していないことをよく嘆いていますが、外から見れば、看護師の強い職業意識は、あたかもしっかりした専門性の裏づけがあってのことのように映るのです。

私も教員となって初めて学生の時間割を見たとき、看護、看護、看護のオンパレードに恐れをなしてしまいました。なにしろ、どの科目にも看護という言葉がくっついているのですから。そのとき、勤めていた病院で同僚に「武井さんはモグリの看護婦。看護学校を出ていないから」とからかわれた言葉が脳裏によみがえりました。たしかに、私が大学で受けた看護の授業は選択科目でしたし、ほかの保健学関連の科目に読み替えられたものも多く、ヘンダーソンの『看護の基本となるもの』くらいは読んだ記憶があるものの、いわゆる看護理論なるものがあることさえ知りませんでした。

それに私に看護の仕事を身をもって教えてくれたのは、戦前に正看護師の資格をとった主任と、准看護師、それに一緒に当直した看護助手の人たちでした。みんな看護とは何かと論ずることはなかったものの、いろいろな意味で人間的なものを感じさせる人々ばかりでした。休憩時間や当直の晩に彼らの人生経験を聞きながら、戦争のことや家族のこと、人間の生き方などについて、実にさまざまなことを学びました。そんなわけで、今でも看護の専門書や雑誌を見るたびに、なぜか身がすくむ思いがするのです。

けれども、傍目には自分の仕事に確固たる自信をもっているように見える看護師たちですが、一人ひとりを知れば、それが必ずしも事実ではないということがすぐにわかります。ただでさえ看護の仕事は定義しづらく、他の人に自分たちがしていることを的確な言葉で説明することがうまくできません。精神科もそうですが、とくに慢性疾患を看護する病棟では、一所懸命看護に精を出したからといって劇的な効果があらわれるわけでもなく、日々かわりばえのしない仕事に追いまくられていると、自分自身でさえたいした仕事をしていないような気がしてきます。そこではそうした思いに耐えることが仕事の一部（しかも重要な）となっています。

一方、ＩＣＵや救急病棟、急性期の治療病棟では、少しのミスも許されない緊張感のなかで死と向かい合い、アドレナリンをたぎらせながら働いていますが、意識しないうちに自己喪失の状態に陥っている看護師が少なくありません。なぜか大学院の受験者には救急やＩＣＵの経験者が多いような気がするのですが、それにはそうした体験が影響しているのではないでしょうか。

それは日本の看護師だけの問題ではありません。数年前にアイルランドの首都ダブリンで開催された世界精神保健連盟の国際会議に出席したとき、休憩時間に開かれたヨーロッパの看護職者たちの集まりに顔を出したのですが、そこでも看護職者たちの発言力のなさが問題にされ、ヨーロッパの看護職者は国境を越えて連帯し、自分たちの立場を強化していこうと話し合っていました。

病院の組織構造と医療事故

病院という組織の階層的な社会構造は、看護師の自尊感情を低めこそすれ、高めるものでは決してありません。最近でこそ看護部長が副院長職についている病院もありますが、多くの病院では、看護師の地位はまだまだ高くはありません。いまだに良い看護師の条件は素直で我慢強く、従順であるというところも珍しくありません。そうした病院では、看護師は意見を求められることもないのです。

こうした治療構造は医療事故の温床ともなります。李は、米国のハーマン病院で起こった生後2ヵ月の乳児がジゴキシンの過剰投与で亡くなるという医療事故の背景に、その問題があったことを報告しています。薬剤師・看護師など多くのスタッフが投与量に疑問をもち、ダブルチェックを繰り返したにもかかわらず事故を防ぐことができなかったのですが、その根本原因のひとつに「チーム医療」の不徹底があったというのです。投与量に疑問を抱いていながら実際に投与した看護師は、実は「看護師が医師にクレームをつけることはもとより、女性が男性に対してクレームをつけることが難しい」国の出身者だったのだそうです。どこの国の出身者だったかは書かれていませんが、彼女が「遠慮」しなければ不幸な結果を防ぐことができた可能性があったと李は述べています。[★2]

最近では、医療事故の防止という大義名分ができたおかげで、看護師も堂々と医師に処方を確認したり、変更理由を尋ねたりしやすくなってきました。これまでは、医師の機嫌を損ねないように、それとなく意思を伝えるテクニックを駆使しなければならなかったのです。

●医師‐看護師ゲーム

たとえば、ある患者に睡眠薬を与えたいと看護師が判断したとします。すぐに当直医に電話して、睡眠薬の指示をくださいといっては失礼です。患者の状態や事情を説明して、それとなく、薬が必要だということをほのめかすのです。すると医師は、「前は何が効いたかな」と尋ねます。看護師は「前の晩にはこれこれの薬が効いた」と答えます。そこで医師は、おもむろに追加薬の指示を出すのです。これは一九六六年にスタインが「医師‐看護師ゲーム」と名づけたやりとりです。[★3]

医師‐看護師ゲームのルールの基本は、「プレイヤー（医師と看護師）のあいだでは公然と不一致を起こすことは避けなければならない」というものです。右の例では、看護師は「偽装された助言」をすることによって、医師の処方する特権を損なわないようにしています。このゲームがうまくいくと、医師は看護師を有能なコンサルタントとして使えますし、表向きは医師に敬意を払いつつ、看護師も自尊感情を高く保ち、職業意識を満足させることができるのです。

ところが、このゲームに失敗すると悲惨なことになります。看護師のさりげない助言の意図を的確につかむことができない医師は、看護師の軽蔑を買うことになります。看護師が口出しすることはけしからんというような医師は、「岩だらけの道を歩む」（スタインの表現）ことになるのです。一方、このルールを無視して自分の意見をはっきりいおうとする看護師も大変な目に会います。有能であれば首にされることはないでしょうが、医師たちからいろいろなかたちで嫌がらせを受けることを覚悟しなければなりません。

こうしたゲームの果てに、いつしか医師は患者のためというより、看護師のために処方するようなことが起こってきます。メイン[★4]は、病棟での鎮静剤の使用状況を看護師とともに分析して、理由は何であれ、鎮静剤が投与されるのは、看護師が不安、我慢、罪悪感、怒りそして絶望感の限界と感じたときだということを明らかにしました。にもかかわらず、なぜか鎮静剤は患者に投与されていたと、メインは皮肉めいたコメントを付け加えています。

一九九〇年、スタインら[★5]は再びこのゲームについてとりあげました。社会の変化によってその様相が変わってきているというのです。医療の商業化が進むにつれ、人びとに献身する医師という評価は失われ、医学の専門分化によっても万能の医師というイメージは壊れてしまいました。また、女性の医師が急激に増加し、男性看護師がわずかですが増加しているという背景のなかで、医師‐看護師ゲームの裏にあった、ジェンダー差別の構造が崩れてきました。医師過剰と看護師不足という米国の社会問題の影響もあります。旧態依然たる医師に従属する職業というイメージのままでは、もはや優秀な看護師を引き止めておくことができなくなっているのです。

こうしたゲームは両者の合意があってこそ成立するのですが、スタインらは、現在、看護師がこのゲームから降りようとしていると指摘しています。看護師も独自の価値をもつ専門性とスキルを主張しはじめているのです。老人科や小児科、精神科などで、多職種のスタッフが対等な立場で治療にかかわるチーム医療が慢性疾患の治療に有効であることが広く認められてきています。とくに一九八〇年代は、米国の看護師たちがみずからの自律性《オートノミー》と医師との対等なパートナーシップを追求した時代でした。看護教育の場が、病院の経営する専門学校から、地域の短期大学さらには四年制大学へと変わってきたことも影響しています。フェミニズムの社会への浸透がそれを後押ししています。学校では、医師の指示に従うことより、看護師も意思決定に責任をもつように教育されます。しかも——とスタインらはいいます——医師は病気の予防や、慢性病者や家族のサポートなどはできない、それは看護師の仕事なのだと、学校で教えられているのです。

一方、スタインは、看護師が医師に対して対等な立場を保とうとするあまり、むやみに頑固で攻撃的な態度をとることがあることを、遠慮がちに指摘しています。これまで自分は十分看護師を尊重していたし、見下したことはないと思っていた医師は、こうした看護師の態度に戸惑いを隠せません。裏切られたと感じて腹を立てている医師も大勢います。もっとも、抑圧する側が、自分が抑圧していることに気がつかないのはよくあることだ、とスタインは看護師を擁護しているのですが。

ピリテリら[★6]は、大勢の看護師がゲームから降りたくない医師に「悪口」を浴びせかけられるという体験をしており、それが看護師の離職の原因になっている可能性があるという調査結果を紹介しています。また、彼らは、一八八八年と一九九〇年に書かれた研修医の日誌を比較検討して、この一世紀のあいだに医師－看護師ゲームに変化があったかどうかを検討しました。

一八八八年には研修医がケアについて看護師に教えていたのに対し、一九九〇年には研修医が看護師にビクビクしながら教えられています。けれども、当直の晩に何度も起こされたことで医師が看護師に腹を立てている点では昔も今も同じでした。ところが、一九九〇年の研修医は、約一〇〇年前の研修医と違って、自分が看護師に親切にしているのと同じくらい看護師が自分に親切にしてくれることを願っており、看護師が自分の権威をもっと認めてくれることを切に望んでいるのでした。ピリデリらは、昔も今も医師－看護師関係はけっきょくのところ、あまり変わっていないと結論づけていますが、医師の「悪口」は、看護師の支えを失った現代の医師の無力感と不安を示しているのではないのでしょうか。

●看護師の人間関係と交代勤務

看護師が一人ひとりの独自性より集団としての均一性や凝集性を重んじる特徴をもつことには、その労働形態も大きく影響しています。交代制勤務です。

看護師は二四時間、患者のそばにいるとよく主張しますが、それは看護師個人のことではなく、全体としてでしかありません。一人の看護師が働いているのは、原則として八時間なのですから（もっとも私が当直していたときには、日勤から入りましたから、なんと仮眠を含めて二五時間もの連続勤務でした）。

このような表現が可能なのは、誰が勤務しようが、看護師ならばみな同じという前提があるからです。日勤、準夜、深夜、さらに休日は、誰が勤務しているかよりも、何人勤務しているかがいちばんの問題です。

実際には一人ひとりの能力にはかなりの差があるにもかかわらず、新人も熟練看護師も同じように一人と数えられるのです。そして欠勤者が出ると、他の人が代わりに入ります。看護師は原則的に誰もが交換可能な労働力なのです。ですから、ある程度の均一性、統一性は看護師には不可欠といえます。個性的であることは必ずしも必要条件ではありません。そのせいでしょうか、私の父が入院したとき、夕方になってあらわれた看護師は「私が準夜の看護師です」と自己紹介しただけで名前を名乗りませんでした。

けれども、患者は看護師を単なる数とは考えていません。今日は誰が出番か、夜勤は誰かを真剣にチェックしています。追加薬をすぐに出してくれる看護師は誰か、消灯後に起きていても怒らない看護師は誰かといったことが、入院生活では重要な意味をもっているからです。巡回の足音やドアの開け閉めの仕方で誰かがわかるという患者もいます。

それにしても、昼も夜も、三六五日、看護師は年中無休で誰かが働いているのに、他の部署はわずかな当直を除いてウィークデイの昼間しか働かないのは、どういうわけなのでしょう。時間になると帰っていく同僚を横目で見ながら夜勤に入るときや、休日に出勤するときには、なんとなく気持ちがざわめきます。どこか疎外感や孤立感を感じてしまうのです。みんなが浮かれるクリスマスやお正月はなおさらです。

休日や夜勤帯に勤務する人数はふだんより少なくなりますから、心細さもあります。★7 自分の病棟の医師が当直していない夜もあります。いたとしても、医師には「明け」というものがないので、当直だからといってすぐに起こすのは気の毒です。ですから、看護師はなるべく当直医を起こさないようにしていて、電話するのはよくよくのときなのですが、露骨に「そんなことで電話してくるな」といわんばかりの返事をする医師もいます。重症患者のケアに追われた翌朝には、出勤してくる日勤者の顔を見るとほっとして(ただでさえハイになっているので)、どんなに大変だったかを話したくてたまりません。それを伝えたくて、つい看護記録を長々と書いてしまうこともあります。申し送りの廃止はそうした看護師の感情を考慮していません。

逆に、夜の病棟では、患者と夜勤看護師のあいだに親密な空気が生まれ、孤島にとり残された者同士のようなある種の連帯感が芽生えます。患者も夜には昼とは違った顔を見せます。ゆっくり話せる準夜帯には、看護師と患者とのあいだで活発な情報交換がなされています。驚くほど内部事情に詳しい情報通の患者がいるのは、このせいです。

夜勤にはこうしたとくべつな思いがあるために、夜勤をしない同僚や他の職種に対しては、ねたましさの混じった冷ややかなまなざしをつい向けたくなってしまうのです。「看護は特別」と主張したくなる背景にも、こうした疎外感・孤立感があるのではないでしょうか。夜勤の形態に三交代制のほかに変則二交代制が取り入れられつつありますが、夜勤の問題は単に時間だけの問題ではないのです。

また、交代勤務は看護師どうしの関係にも微妙に影響を及ぼしています。家族の世話は男性より女性が担うものとされている日本では、男性看護師の場合は、比較的容易に勤務のスケジュールを組むことができるのですが、家庭をもつ女性看護師の場合は、そうはいきません。子どもの学校の行事や家族の病気などで、臨時に休まなければならないことや、急に都合が悪くなるときがしばしば出てきます。そんなときには他の人に代わってもらう必要があり、ふだんから良い関係をつくり上げておかなければ、いざというときに困ります。勤務表をつくる師長にも悪く思われないよう、ふだんから気をつけていなければなりません。少ない人数で夜勤や休日の仕事をこなすためには、嫌いな同僚ともうまくやっていかなければなりません。また、反対に嫌われると大変なので、互いに批判しあうこともつい遠慮するようになるのです。

そういうわけで看護師集団は表向き一致団結して見えますが、中身はお互いに不満だらけということが多いのです。言いたいことも言えずに我慢しなければならないぶん、「陰湿」になっていきます。対立が表面化するときには、そうとう根深いものがあり、手の施しようがないほどこじれているときがあります。

実際、患者とのかかわりに悩んでというより、看護師どうしの関係に疲れて辞めるという看護師も大勢います。以前、保健師になりたいという学生に理由を尋ねたところ、看護師は人間関係が難しそうだからといわれて驚いたことがありました。この学生は実習のときにさんざん看護師の仲の悪さを目撃してそう思ったらしいのですが、だからといって保健師どうしがうまくいっているとは限りません。実は私の修士論文は、ある保健所での人間関係がテーマでした。

看護師の人間関係が悪くなる理由はいくつか考えられます。ひとつは、看護師も保健師も女性の集団だということです。英語では女性どうしの闘いを「猫の喧嘩《キャット・ファイト》」というのだそうです。[★8] 侮蔑的な響きがします。やかましく、しまいには引っかきあうようなイメージがあるからでしょうか。男性の場合にはこうした表現はありません。[★9] 男性は階層《ヒエラルキー》社会を生き延びるために、互いに闘い競争しなければならず（女性の場合も同じだという異論もあるでしょうが、そのことはまた別の機会に論じたいと思います）、闘いや競争は正当なものとみなされています。企業という階層社会は基本的に男性論理に基づいているのです。男性集団を見ていると、子どもでも大人でも、力（喧嘩）の強さという絶対的な基準があるようです。出会った瞬間に相手の力を見積もり、自分と比べて優劣を決めています。（どうも頭の良し悪しよりも腕力が優先するようです）。

ところが、女性は「母親と娘というヒエラルキーを除いては、他人とのヒエラルキー関係にあまり慣れておらず、そこに入っていくのに不安を感じている」[★10]のです。女性の場合は、優劣を決める基準がひとつではありません。美しさ、かわいさ、気立てのよさ、スタイルのよさ、頭のよさ、胸の大きさ、センスのよさなど、たくさんの基準があります。本人が比較できないときには、子どもの学校やら夫の社会的地位が引っ張り出されます。階層社会の男性論理を借りて、序列化を図ろうとするのです。

同質性が前提の看護師集団のなかで、客観的ものさしとなるのは勤務年数です。看護師が自己紹介をするときは、必ずといってよいほど勤務年数を口にします。企業では出身大学の名前をいうのかもしれませんが、女性の集団ではそれはまだ憚られます。優越感も劣等感ももたないというのが女性の集団の前提です(嘘ばっかり!)。

とはいえ、出身校によって教えられた技術など、細かい点で微妙に違っています。そこで、些細なやり方の違いが看護師どうしの対立のもとになることがあります。けれども、そんなとき、実はやり方の違いよりもっと大きな対立が存在していることがほとんどなのです。

師長の孤独

いくつかの保育園で働いた体験から、園長の人柄で園の雰囲気がずいぶん違うことを実感しました。病棟でも、師長が変わると雰囲気がガラッと変わります。それほど影響力の強い師長ですが、師長には高いハードルが設定されています。なにしろ師長は、権威の秩序というものが自然にはできにくい女性集団をまとめなければならないのです。そのためにはよほど強力なリーダーシップが必要です。

スタッフが師長に望むのは、ひとつは優れた専門的知識や技術を身に付けていて、スタッフを指導してくれることです。ところが、管理職といえども病棟をローテートさせられますから、いくら経験を積んだ師長といえども、必ずしも配置された病棟の専門を熟知しているとは限りません。日進月歩の医療の世界で、むしろ、配置された当初は新人看護師並みであっても不思議はないのです。けれども長い経験年数をもち、しかも管理職の立場の人間が、信頼関係のできあがっていないスタッフに質問するということは容易ではありません。スタッフに頼りないと思われるのではないかと心配だからです。

次に、師長に期待されているのは、人格的にも優れていることです。看護師どうしの複雑な人間関係を調整するためには、誰にも一目置かれるような人でなければならないのです。難しい患者や家族がいるときには、師長が対応してカウンセリング能力を発揮することが期待されています[★11]。医師に対しても同様です。患者が看護師に望むように、スタッフは師長が自分をいつも無条件に受け入れてくれ、自分たちを無力感から救い出してくれるような太母《グレート・マザー》であることを望んでいます。まさに万能であることを期待しているのです。

けれども、師長とスタッフの関係のモデルとなっている「母と娘のヒエラルキー」は、もともと親密さとライバル心とが混ざった複雑なものです。ハイト[★12]は、ビジネスの分野でも、女性の上司と同性の秘書や部下との関係は難しいと述べています。上司は秘書や部下が女どうしのなれなれしさで接してくることを苦々しく思っていますし、部下は部下で上司との距離の近さに戸惑いを感じています。だからこそ上下関係をきびしくいう必要があるのかもしれません。

しかも師長がしなければならない人間関係の調整は、ただ話を聞いてやれば済むというものではありません。勤務表をつくり、人の配置に采配を振るい、最終決断をしなければならないのです。スタッフに頼まれたことも、ときには「ノー」ということも必要です。これが苦手だとマネジメントがうまくできません。ところが、女性の多くは子どものころからリーダーシップをとる経験に乏しく、意見の調整や雰囲気づくりは得意でも、決断することが、なかでも「ノー」ということは苦手です。対立する意見があるところでは、すべての人をハッピーにする決定はできないのは明らかなのに、スタッフのほうも、自分の望むように決めてもらえないときには、師長が自分を受け入れてくれないとうらみがましく思ってしまうのです。

また、愚痴ばかりいう師長は嫌われます。師長が自信のなさや限界を正直に語ると、スタッフは師長に対する幻想が裏切られ、自分が見捨てられたかのように感じるのです。そして、師長には自分たちの代表として医師や病院当局に対しても断固とした態度を貫いてほしいと思っています。

こうしたスタッフの過大な期待をみずから体験している師長は（かつては自分もそうだったのですから）、それに答えなければならないという強迫観念にとらわれてしまうことがあります。そのため、キャリアを積み、昇進して管理職になることに対して、期待と同時に恐れをもっている人は少なくありません。ある精神科病院では、師長になったものの、自ら希望して降りたというケースがありました。[★13]

師長になることが必ずしも喜びをもたらすものではない理由は、ほかにもあります。管理職になると書類仕事や会議などで忙しく、患者との直接的かかわりが少なくなるということです。最近は収益を上げるための、事務的な管理業務に追われるようにもなってきました。患者との直接的かかわりはストレスフルなものではありますが、同時に大きな満足や癒しを与えてくれるものでもあるのです。ところが、師長が患者と深くかかわるのは何かトラブルが生じたときや、患者や家族とスタッフとの関係がこじれたときばかりというのでは、こころが満たされることがありません。師長は孤独なのです。

看護師たちが自分たちのリーダーである師長や看護部長などに過大な期待を寄せたり、看護師どうしの仲が悪かったりするのは、看護師だからというわけではありません。それは集団の一般的性質でもあり、どんな集団にもこうした現象が生じうるのです。

ビオン[14]は、集団が個々のメンバーを超えた、ひとつの全体性をもつ有機体であることを明らかにしています。たとえば、病棟もひとつの集団ですが、あるときは静かに落ち着いているかと思えば、あるときはざわざわと落ち着きなく、うごめいて感じられることがあります。まるで生き物のようです。病棟全体がなんとなくうきうきと躁状態になったり、逆に沈滞してうつ的なムードに覆われたりすることもあります。つまり、病棟という集団には、個々のメンバーの心理を超えた、全体としてのダイナミクスが働いているのです。

集団には個人と同じように、意識的部分と無意識的部分とがあります。集団の意識的部分では、ある目的を達成するために、メンバーが協力して努力しようとします。ところが、集団の無意識的部分はメンバーのなかに混沌と対立を生み出し、目的達成を妨げようとして働くのです。どんなに高い理想を掲げた集団でも、内部抗争や腐敗が生じるのは、このためです。現実の集団の活動は、この意識的部分と無意識的部分の相互作用によって進んでいくと考えられます。

集団のなかでは、リーダーを待ち望む心性が無意識のうちに生まれます。[15]そしてリーダーに対して万能的な幻想を抱き、依存しようとするのです。師長に非現実的な能力を求めるのはこのあらわれとみることができます。師長ではなく医師がリーダーとなる病棟もあります。その場合は、看護師が判断してもよいことまで医師にいちいち判断を求めたりします。ところが、当然ながら師長も医師もスーパーマンではありません。依存はいつも満たされないのです。すると次にあらわれるのが闘争と逃避です。怒りが直接師長や医師に向けられたり、看護師どうしの争いや病院への不満というかたちをとってあらわれたりするのです。

怒りを直接ぶつけられないときには、逃避行動があらわれます。病気欠勤したり、休暇をとったり、仕事以外で恋愛や趣味などに精を出したりするのです。やる気をなくし、集団がバラバラになるときもあります。私も二年に一度は海外旅行に出かけていましたが、後から考えるといつも職員間のトラブルに疲れて逃げ出したくなったときなのでした。

次に、ビオンが第三の集団現象としてあげているのは対の形成《ペアリング》です。メンバーどうし間でペアができるのです。集団全体がそれを支持し、期待をもって見守ります。看護師どうし、あるいは看護師と医師もしくは患者とのあいだで、恋愛や結婚といったことが起こるのはそのあらわれですが、そうした二人の結びつきから希望が生まれるような幻想が集団のなかに働いているのだとビオンは解釈しています。

こうした集団の無意識にはメンバー個人の無意識が作用しているわけですが、無意識のコミュニケーションに対しての敏感さをもつ看護師は、こうした集団の無意識にも同調しやすいのです。とくに看護集団のように凝集性が高ければ高いほど、集団のダイナミクスが強く働くことになります。

無意識のなかでは意識の世界にある因果関係や論理が通用しません。看護師がこの集団の無意識に反応しているときには、理屈はないのです。看護師が非論理的で感情的な反応をするのは、こうした力が働いているときなのです。

看護師の規律はなぜ厳しいのか

本章のはじめに看護師には厳しい規律と明確な階級組織《ヒエラルキー》があると述べました。では、どうしてこれほどまでの規律と組織が必要なのでしょうか。この問題へ最初に取り組んだのがメンジーズでした。[★16]

精神分析家でもあったメンジーズは、ロンドンのある総合病院からの要請で、看護組織のあり方についての研究をおこなったのです。この研究が最初に公表されたのは一九六〇年のことですから、まだ感情労働という概念が生まれる一五年も前に、看護の感情労働的要素が分析されていたことになります。現在、感情労働に関する文献には必ずといってよいほど引用され、一九八八年に出版された彼女の選集[★17]のなかにも再掲されているほど重要な論文ですが、日本ではあまり知られていないので、ここで解説もまじえて少々詳しく紹介したいと思います。

メンジーズが調査した病院は、五〇〇床の総合病院のほかに専門病院と回復者ホームをもち、看護師の教育も同時におこなっていました。けれどもドロップアウトする看護学生が多く、教育システムの欠陥が指摘されていました。メンジーズは病棟で参加観察をおこなう一方、大勢の看護スタッフに個人面接や小グループでの面接をおこないました。

メンジーズが最初に気づいたのは、看護師が患者とのかかわりのなかでさまざまな感情的ストレスにさらされ、著しい緊張と抑うつ、不安が生じているということでした。どうやって耐えていられるのか信じられないほどの不安があると彼女は記しています。三分の一の学生が卒業する前に辞めていくのは、試験に落ちたからでもなんでもなく、この不安に耐えられないからであると彼女は見ました。当時の英国では看護学生は病院で正規の看護師と同じ仕事をまかされていました。スタッフ看護師も他の職種に比べて離職する率が高く、卒後教育への高い期待をもっていることがわかりました。今ならば大学に編入したり、大学院に進学したりするところでしょう。病気欠勤も多く、ちょくちょく休むのです。つまり、看護師たちは逃避というかたちでみずからの不安を防衛していたのでした。

問題は医療現場の厳しい現実だけではありませんでした。かかわりのなかで生まれる患者や看護師のファンタジーが、現実とからみ合って問題がつくり上げられていたのです。

彼女の功績は、看護の仕事がひき起こす不安に対して、組織レベルでも防衛機制が働いていることを明らかにした点にあります。彼女が組織を分析するにあたって依拠したのは、ビオンの集団理論でした。看護組織は意識的部分ではもちろん患者を看護するという第一義的な目的のために働いているのですが、同時に、それが看護師の不安に対する無意識の集団的防衛としても機能していることに、メンジーズは気づいたのです。つまり、「傷つかないことへ向けての組織化」★18が看護組織を巻き込んでいたのです。

組織的防衛の諸相

組織的防衛の一例は、業務中心の役割分担です。これによって、看護師と患者との接触は部分的なものに分割され、両者の個人的《パーソナル》な関係が生み出す不安が最低限に抑えられるのです。また、病棟の患者数の多さも組織的防衛のひとつと彼女は見ました。患者を個人としてではなくマスとして扱うことになるからです。

ちなみに、彼女が多すぎるとしている患者数は、なんと三〇名です。四〇年前にです。日本では看護基準が低いということはよく議論されていますが、一病棟単位の患者数についてあまり議論されていません。私が英国で勤務していた精神科の病棟は一六床でしたし、大体二〇床前後がふつうでした。スイスで研修した際にも、日本の精神科病院では平均六〇床（実際にはもっと多いところもたくさんあります）と話したところ、それは虐待だという声があがりました。ネグレクト（遺棄、無視）だというのです。一病棟の患者数が多ければ多いほど、患者は平等という名のもとに平均化され、まとめられ、我慢を強いられます。大勢を管理しようとすると個人を制約する規則も多くなるのです。

患者が脱人格化され、カテゴリーに分けられ、個性が軽視されることもメンジーズがあげた防衛のひとつです。たとえば、患者を名前ではなく、「一〇号室の肝臓の患者」などと呼んだり、「身体化患者」とか「難しい患者」「ボーダーライン」などとレッテルを貼ったりすることです。

脱人格化されるのは患者だけではありません。メンジーズにいわせれば、看護師も脱人格化されています。たとえば、看護師のユニフォームや厳しい規則がそうですし、厳しい上下関係と、すべての意思決定が上の者にゆだねられていることもそうです。というのも、病院というところでは、ときに痛みを伴う難しい意思決定をしなければなりません。そうしたときに、その決定が個人的なものではなく、職務ゆえに行われたと納得させるためにこうした制度があるというのです。様式化された看護手順（マニュアル）や決まりきったルティーン業務も、個人的な判断を避けることを助けます。なにしろ「決まり」なのですから。

看護師が個人的にも用いている「距離をとり、感情を否認する」という防衛が組織的におこなわれていることも指摘されています。そのひとつが、短期間での病棟異動です。それは看護師が特定の病棟や患者に深くコミットすることを避けようとするものと彼女は見ました。たしかに、ローテーションのある病院では、希望しても同じ病棟に長年継続して勤めることは難しく、なかなか専門と呼べるものを身に付けることができません。これは長い目で見れば、看護全体としての不利益になるのではないでしょうか。

また、メンジーズは、スタッフが学生にきびしく、同情的でない態度で接しているのも、距離をとり、感情を否認しようとする防衛のあらわれと見ました。スタッフに直接面接してみると、一人ひとりは学生に対して共感をもっており、同情もしていたのです。けれども、彼らはそうした感情を学生には見せるべきではないと思っていました。それは彼ら自身がそういうふうにトレーニングされてきたからです。

看護組織内の葛藤

看護師のなかに揉めごとが多いのは英国といえども同じです。メンジーズは看護スタッフ間にさまざまな葛藤が存在するのは、看護師個人の内的な葛藤が集団に投影されているのだと見ました。たとえば、看護師たちの多くは、自分より下の看護師たちは無責任でいいかげんすぎると思っており、上司は厳格すぎて融通がきかないと感じていました。それは、個々の看護師のなかにある無力感や重すぎる責任を放棄したいという隠れた欲求が、彼らから切り離され、下のスタッフに投影される一方、上司には自分の無力さや無責任さに対する怒りや厳しい評価が投影されるのです。これは上へ上へと責任がゆだねられていく現実の看護組織の構造とも一致しています。

スタッフが二つのサブ・グループに分かれて、一種の派閥争いのような様相を呈する現象は、どこの病院でも形を変えて見られます。たとえば、大きくシステムが変わろうとしている病院や大幅な勤務交代があった病棟では、古い勢力と新しい勢力の対立がしばしば見られます。

松本[★19]は、ある精神科病院の事例を研究しています。そこでは、病棟でのきめこまやかな日常生活援助こそ自分たち本来の任務と考える〝古い〟看護師たちと、退院に向けての就労援助やアパート探しなどの積極的なリハビリテーション活動こそがこれからの自分たちの任務と考える〝新しい〟看護師たちとのあいだで激しい対立が起きていました。

この対立の背景には、日本の精神科治療と看護についての考え方の変化という状況がありました。病棟でのケアも看護の重要な仕事であることに変わりはないのですが、一方で時代の流れは、はなばなしい地域ケアへと向かっており、精神科病院の存在意義が疑問視されはじめていたのです。

そんななかで、看護師たちは病棟に取り残される不安（時代に取り残される不安でもあります）を感じていました。彼らの対立は現在の精神科看護に内在する葛藤のあらわれであり、そこには精神科に勤務する看護師が共通して抱いている不安があったのです。しかも、長期入院していた患者たちのなかにも、急に社会のなかに放り出されることに対する不安が生じていました。看護師は、患者の不安の容器ともなっていたのです。

このように本来両方の要素をともに含んでいるはずなのに、それぞれ対立する二つのグループに分かれてしまう現象は、分裂《スプリッティング》と呼ばれる防衛機制です。人のこころのなかの、葛藤する二つの感情が、それぞれ切り離されて別々のサブ・グループに投影されるのです。そこにはその表向きの問題とは別に、人を不安にさせている、より深刻な葛藤が存在しているのですが、本質的な問題に直面するよりはどんなにうんざりすることであっても人間どうしの瑣末《さまつ》な対立のほうが、耐えやすいのです。

●——集団のなかの役割と病院の不祥事

ところで、メンジーズは看護組織の階層制度など、公式の関係にはかなり関心をもって分析していますが、看護師どうしの見えない関係にはあまり注目していないように思われます。たとえば、前に述べた看護師集団の凝集性の高さや、看護師どうしの人間関係の難しさなどには言及していません。看護師は傍目には同じように見えますし、共通する特徴をもっているのは事実です。けれども、当然ながら一人ひとりの性格はさまざまです。たとえば、前に、暴力を振るうような患者に対しては、攻撃的な患者の看護ケアに携わることが苦にならない看護者が受け持つようにするという、米国のマニュアルについて紹介しました（第2章、五九ページ）。看護師のなかには、患者の怒りや攻撃性に出会うと凍りついてしまい、身動きがとれなくなってしまう人や、逆に自分もカッとなってしまい冷静に対処できなくなってしまう人がいます。こうしたタイプは攻撃的な患者のケアには向きません。また、べたべたと甘えてくるような患者に対しても、比較的寛容な人と、そうでない人とがいます。走り回って仕事をテキパキこなすのは得意だけれど、じっくりと患者の相手をすることが苦手という人や、その逆の人がいます。

こうした性格の違いは、集団のなかではひとつの役割となって固定化される傾向があります。攻撃的な患者のケアが苦にならないとなると、いつもそうした場面に駆り出されるようになるのです。ときには優しい看護師の役を演じたいと思っても、いったん割り振られた役割をなかなか降りるわけにはいきません。まわりがそう期待しているのですから。

良心的な看護師でありたいと思っていても、ときにはいいかげん患者を怒鳴りつけたいと思うことがあります。それを実行しないために、ぐっとこらえているのですが、現実にそこに怒鳴りつける看護師がいてくれると、どこか助かったと感じます。自分はずっと良心的な看護師でいることができるからです。つまり、優しい看護師も高圧的な看護師もある意味で、看護師集団のなかでそれぞれの役割を果たしているのです。高圧的実は、それらの役割は、一人ひとりの看護師の内面で葛藤する感情をそれぞれ代表しているのです。高圧的な看護師を声高に非難するのは簡単ですが，それが躊躇なくできるのは，こうした自分の隠れた感情に無自覚で，自分にはそうした傾向はまったくないと否認してしまっているときだけです。けれども，そこで目をつぶってしまえば，患者の抑圧に手を借すことになります。この問題を解決するには，まず，自分のこころの中に暴力的な怒りもあるのだということを直視しなければなりません。そして，問題はその感情を持ちこたえるには，どうしたらよいかということです。これは「縛らない看護」を実践する際にもいえることだと思います。

前に小児科での虐待について述べましたが，小児や老人，そして精神病者，知的障害者など，文句をいう力もなく，立場も弱い対象が，病院でも犠牲になることが多いのです。そのためなかなか明るみに出ることもありません。残念なことですが，精神科病院では過去に何度も不祥事が発覚して社会問題となっています。一九八五年に報徳会宇都宮病院で患者のリンチ殺人事件が起こったときには国際的な問題となり，国連から調査団が派遣されてきました。その結果，精神保健法（現・精神保健福祉法）の改正がおこなわれたのですが，こうした不祥事から明らかになっているのは，いじめの構造と同じく，たいていは弱い立場のものが自分よりさらに弱い立場のものを虐待することが多いということです。たとえば，権力を振りかざす院長の下に管理・支配されている看護者がいて，患者を虐待していたり，さらにその下で長期に入院しているボス患者がほかの患者を管理・支配し，暴力をふるうというような構造があるのです。

しかも，精神病者を社会から排除して精神科病院に閉じ込めておこうとする世間の圧力が，精神科病院を密室化し，職員の士気を下げ，患者のなかにボスを生み出すというような連鎖もあるのです。ですから，事件の全容を見てみると，たいていの場合，加害者も被害者であるというような構造があることがわかります。

Hちゃん事件の被告が短大の進学コースで看護師の資格をとる前は高校の衛生看護学科出身の准看護師で

あったことや、保険金目当てに長女を喘息薬の過剰投与で死なせた疑いで起訴された被告が准看護師だったこと、点滴で老人や子どもを何人も殺したという疑いで逮捕された容疑者が准看護師だったことも★20、まったくの偶然とは思えません。彼らたちを追い詰める何かがあったのではないでしょうか。もちろん、だからといって加害者が免責されるわけではないことはいうまでもありませんが。

高い離職率の背景

看護師の高い離職率に関して、メンジーズは別の面からも分析しています。それは看護師の強い緊張や不安に関連しています。この研究がおこなわれた当時の「天職としての看護」「看護師はつくられるものではなく、看護師に生まれるのだ」といった看護を理想化する考えは、さすがに現代の病院では希薄になっているのかもしれません。けれども採用に当たって、その人が本来もっている人格が重要視されている点ではおそらく変わりがないでしょう。その結果、教育がもっぱら技術に偏っていて、人格的成長を促すようなものになっていないことをメンジーズは指摘しています。いったん看護学生として就職したあとは、人間としての成長は個人の努力にまかされているのです。今では日本でも自己啓発セミナーやアサーティブ・トレーニングなどに多くの看護師が参加しています。仕事での悩みや葛藤を仕事場で解決する方策がとられていないために、看護師は自分自身の努力でそうした場を見つけ、投資しているのです。

一方で、毎年多くの看護学生を雇い入れながら、四年間（当時）の教育期間が終了するまでに三割から五割もの離職者が出ることには別の側面があることもメンジーズは指摘しています。つまり、患者への直接的ケアは見かけ上誰にもできるような単純なものが多いので、学生でも新人でも十分できると考えられている点です。看護は、ほかの職種のように勤務年数に応じて複雑な仕事が与えられるようなシステムにはなっていません。そのぶん、長年勤めても、それなりの甲斐というものが得にくいのです。しかも、年功序列のシステムでは、新人が全員辞めずに残ったとすれば、ポストが不足するのは明らかです。

また、経済効率からだけ見れば高い給与をもらうベテラン看護師が多すぎるよりは、若く安い労働力が毎年大勢、回転したほうが望ましいのです。ですから、病院も新卒者の募集活動に比べれば、看護師を定着させるための努力や教育にはあまり熱心ではありません。そんな病院では古参看護師の新人いじめも企業の論理に沿ったものになっているわけです。

最後にメンジーズが指摘したのは、変化を嫌う看護組織の傾向です。看護部は硬い組織なのです。変化が起これば、これまで馴染んできた組織的防衛のパターンが壊され、不安が増大するためと彼女は分析しています。

看護組織に限らず、どのようなシステムでも、変化し成長しようとする力と、旧来のパターンを変えずに安定しようとする二つの力が働きます。しかも、看護はいちはやく危険を取りのぞき、安全で安定した環境を提供しようとする仕事です。その意味では、子どもに対する親と同じく、基本的に保守的な性質をもっています。あらゆる変化は潜在的に危険をはらんでいますから、看護師たちはどんな新しい試みに対しても不安を感じ、抵抗するのです。

●組織的防衛を超えて

これまで述べてきたように、看護のさまざまな制度や組織は看護師の不安を防衛する機能を果たしていました。けれど、個人のあらゆる防衛機制がそうであるように、組織的防衛も行きすぎればかえって本来の目的達成を妨げることになります。つまり、本来は患者を癒し、健康への回復を援助するという第一義的任務《プライマリタスク》のための組織が、それとは正反対の任務《アンチタスク》を果たすことになってしまい、結果的に患者へのケアがおろそかになってしまうのです。★21 たとえば、業務中心に分割された仕事は、患者との関係のなかから生まれる満足感や生き生きした想像力を看護師から奪います。達成感も得られません。仕事への意欲も失われてしまうのです。

こうした事態に対する反省から、最近では一人の看護師が一貫して患者とかかわるプライマリー・ナーシングの制度が導入されつつあります。プライマリー・ナーシングはたしかに個々の看護師に専門職としての責任と満足とを与えるものではありますが、反面、看護師はこれまで防衛されていた不安に直面させられるという危険をはらんでいます。患者との関係のなかで生まれるポジティブな感情にもネガティブな感情にも、真正面から対処しなければなりません。共感疲労にさらされることも多くなるでしょう。それだけ複雑な感情労働が強いられるのです。

また、プライマリー・ナースは、患者の治療や看護に関する重大な決定の責任を一身に負うことになります。プライマリーになると、受け持った患者のぐあいが良くならないことを自分の責任のように感じたり、患者のために勤務時間が過ぎても病棟に居残ったり、休日を返上する看護師もいます。こうした不安やストレスを支えるには、システムを変える必要があります。勤務時間を患者のスケジュールに合わせて、変更できるようにしたり、担当患者の数を減らすために看護基準の見直しも考えなければなりません。これまでどおりの融通のきかないシステムで業務がおこなわれるのであれば、いたずらに看護師を苦しめるだけになりかねません。

ところが、これまでチームで患者を見ていたころには他のスタッフと気楽に話し合えていたのに、プライマリー・ナースになったとたん、一人だけに責任を押し付けられ、協力関係のはずのアソシエート・ナースは有名無実と化し、ほかのスタッフはみな我関せずの態度をとるようなことが起こってきています。患者がスタッフを困らせるようなことがあると、プライマリー・ナースのせいにされてしまうのです。

逆に、プライマリー・ナースが患者を抱え込んでしまい、他のスタッフの口出しを拒む場合もあります。看護チームという前提があってこその、一番《プライマリー》のナースであるはずなのに、これではオンリー・ナースです。孤立無援の状況下で、プライマリーとしての大きな負担感に押しつぶされそうになっている看護師は少なくありません。

担当の看護師が躍起になったからといって病気がよくなるというものでもありません。たしかに、個人対個人の関係は互いに大きな影響を与え合いますが、それだけに害もありうるのです。善意のつもりが支配になってしまう例は、前にも述べました。さらに重要なのは、看護師との個別的関係だけが患者にとって有益なわけではないという事実です。入院してもっとも助けになったのは、同室患者のアドバイスだったという例も珍しくありません。同じ体験をしている人は、互いに何が不安かをよくわかっていますから、お説教ではない本当に助けになるアドバイスができるのです。それに体験者どうしの交流は、退院した後にも継続して支え合うつながりとなることがあります。病棟全体にそうした共感的雰囲気があれば、そこにいるだけで患者に安心をもたらすことができます。

こうした雰囲気はいわば病棟文化の一部であり、その主な担い手は、その病棟で長く過ごしている入院患者や看護師、看護助手などです。ところが、そうした病棟文化や雰囲気といったものをつくり出すことに看護師はあまり関心がないように見えます。一人ひとりの患者のところに足を運んでも、入院患者を同室者に紹介したり、何人かの患者と一緒に時を過ごしたりする光景をあまり見ないのです。患者どうしの関係の発展を助けるという発想がないようです。

とはいえ、看護師の問題は単に看護師だけで解決できるものではありません。病院全体の組織や社会のあり方までかかわってきます。たとえば、看護師が当事者になることの多い医療事故の背景に、医師どうしの反目や学閥がらみの覇権争いがあったりします。医療の責任者である院長と経営の責任者の理事長や事務長のあいだに意見の不一致があることもあります。病棟の設計や使い方に看護師の意見を取り入れようともしない病院もあります。経営効率が何よりも優先して病棟運営や患者ケアに看護師独自の考え方を反映することができにくくなっているのは、米国ばかりではありません。

終章●看護の行方

前章で紹介したメンジーズの論文は、英国の看護師のなかに大きな議論を巻き起こしました。[★1] 一九六〇年九月の『Nursing Times』には精神科看護師が彼女の論文を徹底的にこきおろす書評が掲載されています。メンジーズが看護師の防衛と見なしたものは、一部の劣悪な病院で起こっている例外的現象にすぎない、それをあたかもすべての病院で起こっているかのように一般化するのはけしからんというものです。その次の号には、対象病院はみずから調査を依頼してきたもので、むしろ他の病院よりも良い病院であり、結果については別の複数の病院も調査したうえで発表したものだというメンジーズ自身の反論が掲載され、別の精神科看護師もメンジーズを擁護する投稿を発表するといったぐあいです。

本書で論じたことに対しても、あまりにもこれまで語られてこなかった部分、いわば看護の影の部分に触れましたので、看護師のなかには相当異論があるのではないでしょうか。たとえば、看護にはネガティブな感情ばかりでなく、喜びや誇りといったポジティブな感情もあるという反論です。これに対しては、まったく同感というほかありません。もちろん私にもそうした感情があるからこそ、教員として学生に看護を伝えたいと思っているわけです。けれども、看護することは素晴らしいことばかりではないことも伝えなければ、これから看護師となろうとしている人に無用な幻滅を強いることになるのではないかと思うのです。

また、「強迫的世話やき」や「強迫的自立」の傾向は、看護師に限ったことではないという反論もあるでしょう。たぶんそれも正しいと思います。医師やソーシャルワーカー、臨床心理士、教師、保育士などのなかにも、ACが大勢います。スティーブン・キングのように、小説家という職業を選択した人もいます。宗教家もいれば、警官も大統領もいます。

しかし、看護師という職業を選ぶ人は(もちろん個人個人の違いはあるにせよ)、それ以外の職業を選ぶ人とは、やはりどこか違っているのではないかと思うのです。それは、本書で述べてきた看護という仕事の性質と大いにかかわっています。他者への気づかいや優しさと、きびしい肉体労働の両方が求められること、死や病い、人の傷つく姿を目撃すること、ある種の汚れ仕事であること、女性の職業とみなされていて、神聖な職業とされる割には報酬や社会的な評価もそれほど高くはないこと、集団で働くことなどです。

これまで、看護という職業は女性が自立するために選ぶ職業の上位にありました。けれども序章で見たように、今は女性もさまざまな職域に進出しています。その結果、男性に伍して、社会の階梯を上っていこうという意気込みの人や、人に従うよりは、あくまで自分を貫こうという意志をもつ人は、看護以外の仕事を選ぶようになってきました。★2 経済が好調で、女性の社会進出がめざましい英国や米国では看護師になろうという人が減り、看護師不足が深刻化しています。スイスでも、他の資格をとって辞めていく看護師が多いと聞きました。看護という仕事は、キャリアづくりのワンステップと見なされるようになってきているというのです。

医療の場の変化と看護師の代替療法志向

医療の場は、看護を自分のキャリアとして選んだ看護師にとって、必ずしも満足できる仕事場ではなくなりつつあります。米国では、市場原理が医療現場を席巻し、マネジドケアという名のもとに看護本来の仕事ができない状況になっていることが、『命のカルテ』にも再三再四、語られています。★3 病院は限られた重症患者のための医学的治療の場となり、ケアや癒しの場ではなくなってきているのです。そこでは看護は再び医学に奉仕するものとなりつつあるようです。マッケイ★4は、いまや問題は、なぜ看護師が辞めるのかではなく、なぜこんな悲惨な条件で看護師が辞めないのかなのだと述べています。

こうした状況のもとで、欧米では、看護師はケアリングが仕事だとおさまり返ってはいられなくなっているようです。早急で、しかも目に見える効果をあげることが看護にも要求されているからです。あくまで医師とは違う、看護師独自の仕事をしたいと考える看護師たちは、いわゆる代替療法に活路を見出そうとしています。東洋医学にもとづいたヨガや気功、指圧、鍼、灸、さらにはハーブ療法などのいわゆる「ヒーリング」に関心をもち、実践に取り入れている看護師も大勢います。たとえば、術後の嘔気・嘔吐に効くリストバンドなどが開発され、市販されてもいます。手首のツボをリストバンドについた小さな針が刺激して嘔気を抑えるというものです。私の英国の友人も精神科看護師をやめてリフレクソロジスト（反射療法師）になりました。これは今、日本でも若い人のあいだで人気を呼んでいますが、アロマテラピーと足裏マッサージを組み合わせたようなものです。

米国やカナダでは、一九七〇年代にニューヨーク大学のクリーガーが編み出したセラピューティック・タッチという方法が注目を浴びています。全米のいくつもの病院で看護師によって実践され、日本をはじめ、ほかの多くの国々にも波及しつつあるそうです。これは中国の気功やインドのヨガに似て、身体に手をかざしながら動かすことで生体のエネルギーの流れをスムーズにし、自然治癒力を高めようとするものです。マーサ・ロジャーズやジーン・ワトソンらの著名な看護理論家がこの方法を推奨したため、セラピューティック・タッチを正規のカリキュラムに取り入れる学校も多く、ビデオがつくられ、多額の研究費を獲得しているそうです。これに対して、科学的証拠がなく、まやかしだと主張する懐疑派も多く、熾烈な議論がかわされています。何もおまじないのような真似をしなくとも、患者の手をとってしばらく一緒に過ごすだけでも、同じような効果があるはずだという批判ももっとものように思えますが、現代の医療のなかでは、こうした「理論」や「技法」がなければ、看護師のケアリングの営みが認めてもらえないというのも現実なのでしょう。

いずれにせよ、こうした代替療法は、権威的な医師の指示には従いたくないと考える看護師たちにとってのエンパワメントのたすけとして、歓迎されているようです。

わが国の看護の現状

皮肉なことに日本では不況のおかげで(?)女性の就職難が続き、「手に職をもつ」ために看護師になろうとする人が増えています。再就職が難しいために辞めていく看護師も減り、少なくとも都市部の看護師不足はかなり解消しつつあるようです(地域格差、病院格差は広がっているようですが)。

また、各地に看護大学が生まれ、大学卒の看護師の数も着実に増加しています。最近では短期大学だけでなく、専門学校出身者にも編入の門戸が開かれるようになりました。一般の大学を卒業したあとに、わざわざ専門学校や大学に入りなおし、看護師の資格をとる人も大勢います。他の国にはない盛況ぶりといえるでしょう。

けれども、看護師の置かれた状況がそれほど改善したとは思えないのはなぜなのでしょうか。准看護師の廃止はやっと緒についたところで、それが実現するかどうかは予断を許しません。米国でも看護師に代わるケア・テクニシャンと呼ばれる職種が提唱されたように、医師の手足となって動く看護師へのニーズは、増えることはあっても減ることはないのです。看護基準の改善の要求は相変わらず低く抑えられたままで、効率ばかり要求されるようになってきています。

現在、医療の場で看護師に期待されるものは、ますます複雑化しています。急速に高度化する医療は、看護師に知的にも技術的にも高い能力を求めるようになりました。プライマリー・ナースとして責任をもって担当患者のアセスメントをし、看護計画を作成、実践し評価しなければなりません。情報化も進み、根拠に基づく看護 Evidence-based Nursing（EBN）が提唱されています。そのためには、インターネットでの情報収集など、情報技術《IT》も必要です。こうした能力は、従来の看護師に求められていたものとは、明らかに違っています。

一方、ベッドの稼働率を上げ、経営効率を高めるために、多くの総合病院で、従来の疾患別・臓器別の病棟編成が改められ、混合科となるところが増えてきています。内科・外科の区別なく、ところによっては子どもからお年寄りまで引き受けている病棟もあると聞きました。

また、最近ではかなり高齢になっても手術したり、積極的な治療を施しますから、加齢に伴う合併症も多く、一人の患者が内科・外科・皮膚科・整形外科・眼科・耳鼻咽喉科などいくつもの科にまたがる疾患をもっていることもめずらしくありません。そこで、それぞれの専門医が患者を診るために、いくつもの病棟を駆けめぐる事態が起こっています。医師はそれで済むのですが、看護師はこれまで専門としていた疾患以外の患者も看なければなりません。初めて見る疾患や治療について新しい知識や技術を身に付けるひまもありません。医師の指示をこなすだけで精一杯で、前章でみたような医師-看護師ゲームを繰り広げることもままならなくなっているのです。しかも、ちょっとした手術まで外来でおこなうようになったうえに、たくさんの新しい検査や治療がおこなわれるようになって、医師の所在をつかむだけでも大変というところもあると聞きました。

だからといって、看護師が知識を増やし、独自の判断ができるようになることを医療の場が諸手をあげて歓迎しているとは思えません。たとえば、多くの病院の看護師採用条件には、年齢制限があります。そのために、大学や大学院で学びたくても、二の足を踏んでいる看護師も大勢います。こうした制度は、病院は医師が治療するための場であり、看護師はその指示に従順に従っていればよく、気立てさえよければ頭脳は必要ないという旧来のイデオロギーが変わらない限り、なくなることはないでしょう。

けれども、このような悪条件を承知のうえで、あえて大学や大学院で学ぼうとする看護師が大勢いるのも事実です。看護学に限りません。いろいろな分野の大学や大学院、さらには一般向けの研修セミナーなどに多くの看護師の学ぶ姿が見られます。彼らはいったい何を求めているのでしょうか。

大学院の入学試験の面接では、多くの受験生が「理論」を学びたいといいます。彼らはそれまで自分のやってきたことに、なんらかの意味づけを求めているのです。そして、専門的な知識や理論を鎧《よろい》のように身にまとうことで、日々感じている無力感や空しさから逃れられるという幻想をもっているように見えます。それは知性化という防衛にほかなりません。実は、ウィニコットは「偽りの自己」の例として、「世話役の自己」のほかに、知性化に走る人格の例をあげているのです。現実の不安や葛藤を、知的なものとして感情から切り離し、もっぱら理性によって処理しようとすることでつくり上げられる人格です。

出口★5は、業務中心に流されていく毎日のなかで自分がおこなっている看護に意味も価値も見出せなくなってしまい、「自分の看護に対する空しさ」を感じるようになったことがきっかけで大学院に進学しようと思い立ったと記しています。けっきょく、大学院でフィールドとして入った精神科病院での慢性患者との日々のなかに、彼女は求めていたものを見出したのです。それは臨床で体験していたものの再発見でした。

●――看護の人間的側面への関心

わが国の看護の現状を見るにつけ、心配なことがあります。それは、看護の基本であるはずの人間関係についての関心が、ますます薄らいでいるように見えることです。臨床の場に残った看護師も、患者のそばにいるよりナース・ステーションで記録をしている時間のほうが長くなっています。もともと、看護過程は「看護ケアを個別化する」ため、あるいは「人々の身体面の問題ばかりでなく心理面のそれも明らかにし、援助する」[★6]ために編み出されたものでした。そこでは、患者-看護師関係の発展プロセスと問題解決のプロセスとが車の両輪のように進むものと考えられていたのです。ところが、ヘンダーソン[★7]も批判しているように、しだいに問題解決のための看護診断に重きが置かれるようになり、実際上は看護師が患者から遠ざかる口実になってしまいました。

看護における人間関係への関心の低下は、看護師自身の人間的側面への無視をもたらします。看護師は単なる医療の技術労働者と見なされ、感情労働者としての側面がますます省みられなくなってしまうのです。けれども、本書で見てきたように、看護という仕事には、苦痛や悩みがつきものです。いろいろな意味で傷つかずに看護することは、不可能といっていいくらいです。看護師はそれを生き延びなければなりません。

ベナーとルーベル[★8]は、次のように述べています。

看護師が自らの知と能力を最大限に発揮して患者と家族のことを気づかい看護できるような条件が整えば、看護に伴う「ストレス」は、看護という仕事に当然伴うと認められる程度のものにまで抑えられる。そうした条件が実現したときでも確かに看護には困難と心痛が伴う。私たちはそのことを無視しようとは思わないし、そうした困難や心痛のことをことさら感傷的に述べようとも思わない。私たちはただ次のことを指摘したいだけである。看護師が気づかいの意向を持ってそうした困難に立ち向かう時、どのような力を発揮できるか、そこにどのような試練が待ち受けているか、そしていかに素晴らしい人間性の勝利が期待できるかである。

ベナーらは、さらに、看護師が気づかい（ケアリング）を中心に自分の仕事を組織していくためには、「人を気づかい世話をするという営みが促進され保障されるような形に組織形態をつくり変えていく必要がある」とも述べています。看護社会学者のジェームズ[★9]は看護の仕事を、〔**ケア＝組織＋肉体労働＋感情労働**〕という方程式によってケアを定義しています。ケアをよくしようと思えば、感情労働としての看護を評価すると同時に、組織のあり方をも変えていかなければならないのです。ベナーらがケアリングを中心とした組織のモデルとしてあげているのは、ホスピス運動と自然分娩センターの設立ですが、そうした新しい組織ができあがるのをただ待っているわけにはいきません。できることから、医療の場をなんとか変えていく方法はないものでしょうか。

●——みずからの感情に気づくには

前章で、病棟での鎮静剤の使われ方を分析したメインの研究[★10]を紹介しましたが、この調査をすすめるなかで、看護師たちは自分たちも普通の人間としての感情をもって当たり前なのだということを認めるようになったそうです。そして、これまで薬のやりとりの影に隠されてきた自分たちの否定的感情をも認め合うようになったのです。その結果、徐々に鎮静剤の使用は少なくなってきました。その後も、新人看護師が入ってきたときや、仕事が多すぎて看護師がやる気をなくしたときには一時的にビタミン剤やアスピリンの使用量が増えることがありましたが、全体的に患者もまた、落ち着いてきたということです。

看護師たちが自分たちの感情と正面から向き合い、それを取り扱うことができたときには、事態は改善します。ハーマン[★11]は、虐待を受けた子どもでも、逆境に耐えて生き抜くことができるのは、めざとく敏捷で積極的で、人づきあいがよく、自分以外の人たちとコミュニケートする手腕がすぐれ、いわゆる「内的統制internal locus of control」をもった子どもたちだと述べています。内的統制とは、自分の運命は自分で決められるという強力な感覚のことです。無力感=孤立無援感の対極にあるものといえるでしょう。ところが、恐怖に対して「凍りついて」他の人たちから離れてしまったものや、一人だけで衝動的な行動に浸りきってしまうような「ランボー」タイプは、PTSDを発症する確率が高いというのです。

つまり、傷ついたことを隠したり、あえて一人で解決しようとがんばるのは、かえって予後を悪くします。看護師も自分の感情を切り離すことなく、受け入れる必要があります。それは看護師のためだけではありません。第6章で見たように、看護師がみずからの感情に気づくことは、感情の対称性を通して患者の感情に気づくことにもなるのです。

けれども、みずからの感情に気づく作業は一人ではできません。誰かの力を借りる必要があります。私の研究室では、毎月、臨床の看護師たちや看護教員らが参加しての事例セミナーを開催しています。そこでは、精神科に限らず、さまざまな科や地域でかかわっている事例について検討しているのですが、いずれも難しい患者や家族ばかりです。しかも、たいていはその患者や家族をめぐって、看護スタッフや医師などとの関係に深刻な葛藤が生じています。このセミナーでは、患者や家族だけではなく、看護師自身の感情も検討の対象となります。

提供される事例を見ていると、病院にはそれぞれ独自の文化があるものだとつくづく感じさせられます。なかにいると当たり前と思ってやっている方法が、よその病院の例を見ると、とてもおかしなやり方だったとわかることがあります。また、患者についての第三者の見方を聞くと、これまで患者について抱いていた固定観念に気づかされることもあります。なにより、さまざまな分野で働く者どうしが率直に語り合うだけでも、看護師が陥りがちな閉塞感や孤立無援感から免れる気がします。日々、病棟で看護師たちが語り合うためにちょっとした時間をとるだけでも、事態は違ってくるのではないでしょうか。

ただし、語りさえすればいいというわけではありません。ある条件のもとでのみ、語ることが意味のある体験となるのです。それは、安全であるという条件です。ときには、語ることでかえって傷を深める場合もあります。たとえば、ある組織で、アサーティブ・トレーニングを体験したメンバーが、誰かれなく「自己主張」を始めたために、組織内の人間関係がめちゃくちゃになったことがありました。それはアサーティブについての誤解から起こったものでしょうが、語ることは信頼関係のうえにこそ成り立つものです。上下関係を気づかったり、その後で罰を受けたりする可能性のあるところでは、人は語ることはできません。そうした懸念なく語り合える関係をつくり出すことから、まず始めなければならないのです。ただし、語ることで痛みを覚えることを恐れないでほしいと思います。成長には痛みがつきものですし、痛みから学ぶこともまた、多いのですから。

●―――セルフヘルプとしての看護

第9章で述べたように、看護師はもともと患者と同質のものをたくさんもっています。また、患者なくして看護師はありえません。ですから、看護師が提供するケアは、本質的にセルフヘルプ的な性質を帯びているはずだと思うのです。ベナーら[★12]も、看護師の「自分も同じ運命・経験を共有する人間の一員だという感覚――つまり愛し、競争し、野心を持ち、財や名誉を手に入れ、消費し、昇進するだけでなく、苦しむことも病気になることもある人間という存在の共通性を自分にもかかわりのあることとして感じ取る能力」について触れています。そして、「なぜあなたはこの仕事を続けられるのですか」という問いかけに対して、「もし私が癌にかかったら、誰かにそばにいてほしいと思うでしょう」という看護師の答えを紹介しています。こうしたいわば「お互い様」の関係は、人間関係の基本ともいうべきものであり、気づかいはこの関係から生まれるものです。患者が大事にされるのと同じように、看護師も大事にされなければなりません。

このような関係の相互性について、ホームズ[★13]は、次のように述べています。

治療者も患者も協力して彼らの世界観と人生観を描く時代が到来している。おそらくわれわれは父性原理から脱却し、母性原理を通過して、きょうだい関係の時代へと移行していくであろう。

もちろん治療者と患者、あるいは看護師と患者の立場や役割はそれぞれ異なっています。けれどもそれぞれの間にはひとつの基本的な対称性《シンメトリー》が存在すると、ホームズはいうのです。こうした考え方は、近年のナラティヴの考え方ともつながっているようです。こうした視点に立つことは、看護師の感情労働にこれまでとは違った意味をもたらすのではないでしょうか。相手をケアしているときは、同時に自分をケアしてもいるのだということ、ケアは誰のためでもなく、ほかならぬ自分のためでもあるということです。

●――希望をもつこと

最後に、中井★14は、身体病であろうと精神病であろうと、治療に不可欠なものは患者（というまでもなく治療者と）の士気であると述べています。なかでも暗い先取りは双方の士気を下げ、予想以上に治療を妨げる要因にもなるというのです。ところが、いまやどの科でも、入院しているのは重症者や慢性病者が多いので、そればかり見ている患者も治療者も士気が下がり、治療がうまくいかなくなると彼は憂慮しています。急性期病棟より慢性期病棟のほうが看護師のストレスが高いといわれていますが、それもこうしたことと関連があるのではないでしょうか。しかも、慢性期の患者をケアする療養型の病棟より急性期治療病棟のほうに看護師を重点配置するやり方は、看護師の士気をさらに低める危険性があることは火を見るより明らかです。

私も病棟だけにいると精神病は治らないと思いがちでしたが、外来で退院患者に会うと、希望がよみがえる気がしたものでした。そして、回復した患者と話をしていると、自分のやっていることにもまんざら意味がないわけではないという気持ちになることがありました。看護師のメンタルヘルスのためにも、ときには良くなる患者と会う機会が必要なのでしょう。

生き延びること、希望をもちつづけることは、看護師や治療者にとって、もっとも重要な仕事です。希望が失われたとき、看護師はみずからの役割を放棄せざるを得なくなってしまいます。

相次ぐ医療過誤、そして看護師による犯罪は、被害者の命だけでなく、人びとの看護師への信頼と幻想を打ち砕きました。とくに後者は、その絶望的なまでの破壊性（他者に対して破壊的であると同時に自己破壊的でもある）において、同じ看護師としても、あまりに悲しく、恐しいものです。

ウィニコット[★15]は、無慈悲にも自分を怒らせる赤ん坊をケアする母親について、このようなことをいっています。

母親は、赤ん坊を憎むことを、それをどうこうすることなく容認できなければならない。母親は赤ん坊に対して憎しみを表現することはできない。〔中略〕母親について最も注目すべきことは、自分の赤ん坊によって大いに傷つけられながら、子どもに報復しないで大いに憎むことができる能力、そして後日あるかもしれないしないかもしれない報酬を待つ彼女の能力である。

同じことが看護師にもいえるのではないでしょうか。自分を傷つける者（それは患者でもあるかもしれませんし、そうでないかもしれません）を憎むことを、看護師は容認しなければならないのです。しかも、それに報復もせず、いつか報われることがあるかもしれないことを期待して待つ能力、それが看護師に求められているのです。

多くの精神療法家が好んで引用する言葉に、キーツの詩に出てくる「負の能力 negative capability」という言葉があります。負の能力とは、「不確かさ、不思議さ、疑いのなかにあって、早く事実や理由を摑もうとせず、そこに居続けられる能力」[★16]のことです。もともとは詩人にとって不可欠の能力としてキーツが語ったものですが、精神療法家にも同じ能力が必要だというのです。何かができる能力ではなく、何もできない無力感や空しさに耐える能力のことです。ウィニコットが賞賛する母親の能力も、この「負の能力」のひとつなのではないでしょうか。そして、この能力こそが、希望とつながっているのだと思います。

＊

感情を押し殺して働いているうちに、どこかに見失ってしまった「本当の自分」を捜し求めている看護師は大勢います。けれども、問題は看護師みずからが自分たちの本当の姿を受け入れる努力をすれば解決するというものではありません。こころの傷を生き延びるには、自分が意味ある存在であると感じられることと、つながりが実感できることが、必要なのです。そのためには、ほかの人々もまた、人間としての看護師のありよう——等身大の看護師のすがた——を認めて、どうすれば看護師たちが希望を失わず働きつづけられるのかを、一緒に考えていってほしいのです。それはたんに医療の場だけの問題ではありません。昼夜をわかたず働く看護師とその家族を支える、社会のシステムをも考えていかなければなりません。それは誰もが人間らしく生きられるための条件でもあります。そして、いつか自分が誰かをケアする立場になったとき、どこかに支えと希望があると思えるように、本書が少しでもお役に立てればと願っています。

1 看護の仕事

★1 Illich, I.［1981］●玉野井芳郎・栗原彬訳［1990］『シャドウ・ワーク』岩波書店（同時代ライブラリー）。

★2 Helon, E.［1997］●中井京子訳［2000］『命のカルテ』集英社文庫、一一六頁。

★3 中井久夫［1991］『中井久夫著作集 治療と治療関係』岩崎学術出版社、一三五頁。

2 感情労働としての看護

★1 Smith, P.［1992］●武井麻子・前田泰樹監訳［2000］『感情労働としての看護』ゆみる出版。著者のパム・スミスはロンドンで研究者として働く看護師です。ホックシールドのもとで感情労働についての研究を深めました。

★2 Benner, P. & Wrubel, J.［1989］●難波卓志訳［1999］『現象学的人間論と看護』医学書院。なお、この本の原題は *The Primacy of Caring*（ケアリングの枠）という美しいタイトルです。

★3 横田信一郎［1988］「精神科看護の難しさ」、武井麻子・鈴木純一編著［1998］『レトリートとしての精神病院』ゆみる出版、一二二―一三〇頁。

★4 このことについては、前掲の『レトリートとしての精神病院』に詳しく紹介されています。

★5 Casell, E. J.［1976］●土居健郎・大橋秀夫訳［1991］『癒し人のわざ：医療の新しいあり方を求めて』新曜社、四〇―八〇頁。

★6 Kleinman, A.［1988］●江口重幸・五木田紳・上野豪志訳［1996］『病いの語り：慢性の病いをめぐる臨床人類学』誠信書房、四―三八頁。

★7 ホックシールドは、『管理される心：感情が商品になるとき』（Hochschild, A. R.［1989］●石川准・室伏亜希訳［2000］世界思想社）

のなかで、飛行機が遅れたり、機内食が不足したりしたときの乗客の怒りは女性客室乗務員に向けられ、男性客室乗務員が対応するとすぐに鎮まるという観察を報告しています。

★8 **Arlie Russel Hochschild**（1940〜）。カリフォルニア大学バークレー校社会学部教授。「感情社会学」という新しい分野を打ち立てた社会学者。女性の立場でさまざまな社会問題を取り上げました。前掲の『管理される心』は、感情社会学のバイブルとも呼ばれています。

★9 Smith, P.［1992］●武井麻子・前田泰樹監訳［2000］『感情労働としての看護』ゆみる出版、三四―三五頁。

★10 Kus, R. J.［1990］"Nurses and Unpopular Patients", *American Journal of Nursing*, 90［6］, pp. 62-66.

★11 Henderson, V.［1982］●小玉香津子訳［1982］「ザ・ナーシング・プロセス：この呼び名はこれでよいだろうか」『看護』三四巻一一号、四〇―五二頁。

★12 Kus, R. J.［1990］前掲論文。

★13 Sacks, O.［1986］●金沢泰子訳［1994］『左足をとりもどすまで』晶文社、二一五頁。

★14 欧米には、急性期を脱した患者や術後の回復期にある患者たちがゆっくり養生し、リハビリテーションをおこなうための回復者ホーム（convalescent home）があります。スイスに住む犬養道子さんが、ガンの手術を受けた後で過ごした回復者ホームの至れり尽せりぶりを、『世界』一九九六年三月号と四月号に「私はガンになった」というエッセイのなかに描いています。

★15 Duxbury, J.［2000］*Difficult Patients*, Butterworth-Heinemann.

★16 Helon, E.［1997］●中井京子訳［2000］『命のカルテ』、集英社文庫、三四四―三四五頁。

★17 ここに述べるようなプライベートなこころの作業を「演技」と呼ぶことに抵抗を感じる人もいるでしょう。その抵抗の裏には演技に対する偏見があるようにも思います。つまり、演技というものを、あくまであたかも現実であるかのように装う行為、「ふり」「偽り」であるという見方です。けれど、ホックシールドも引用している近代演劇の指導者スタニスラフスキーは、いかにその役になりきるかに役者としての最大の能力がかかっていると考えていました。役者は想像力や体験をとおして、肉体的にも感情的にも役に限りなく近づかなければならないのですが、かといって役に埋没してしまい自分を見失ってしまうようではいけないと彼は考えていました。

★18 Hochschild, A. R.［1989］前掲書、一二六頁。

★19 Gorman, L. M., Sultan, D. F. & Raines, M. L.［1996］●池田明子訳［1999］『心理社会的援助の看護マニュアル：看護診断および看護介入の実際』医学書院、九四頁。

3 看護師のイメージ

★1 Kesey, K.［1962］●岩元巌訳［1996］『カッコーの巣の上で』冨山房。

★2 King, S.［1987］●矢野浩三郎訳［1991］『ミザリー』文春文庫。主人公のひとりアニーは、かつて病院を転々とし、老人病棟や小児病棟の患者や末期の患者を次々と殺した疑いで裁判にかけられたことがあるという設定です。

★3 Helon, E.［1998］●中井京子訳［2000］『命のカルテ』集英社文庫、六六―八四頁。

★4 Smith, P.［1992］●武井麻子・前田泰樹監訳［2000］『感情労働としての看護』、ゆみる出版、五〇頁。

★5 King, S.［1993］●矢野浩三郎訳［1998］『ドロレス・クレイボーン』文春文庫。

★6 Sacks, O.［1984］●金沢泰子訳［1994］『左足をとりもどすまで』晶文社。

★7 中井久夫［1999］『西欧精神医学背景史』みすず書房、九七頁。

★8 Smith, P.［1992］前掲書、三九頁。

★9 Hochschild, A. R.［1989］●田中和子訳［1990］『セカンド・シフト：アメリカ共働き革命の今』朝日新聞社。

★10 Solden, S.［1995］●ニキ・リンコ訳［2000］『片づけられない女たち』WAVE出版。

★11 Helon, E.［1998］前掲書、七三頁。

★12 宮本真巳［1991］「精神科看護者のアイデンティティ危機と事例検討」『保健の科学』三三巻二号、八八―九二頁。

★13 出口禎子［1998］『精神科看護における実践研究：日常生活行動の援助を通じてのアプローチ』文憲堂。

★14 寺沼古都［1999］「精神科看護婦が体験する身体ケアの意味：総合病院精神科病棟に勤務する看護婦への面接調査から」『日本赤十字看護大学紀要』一三号、三二―四二頁。

★15 Smith, P.［1992］前掲書、一〇〇-一〇一頁。

★16 Poorman, S. D.［1988］●川野雅資監訳［1991］『セクシュアリティ：看護過程からのアプローチ』医学書院、二一九頁。

4 「共感」という神話

★1 Henderson, V.［1982］●小玉香津子訳［1982］「ザ・ナーシング・プロセス：この呼び名はこれでよいだろうか」『看護』三四巻一一号、四〇―五二頁。

★2 Berger, D.［1987］●角田豊ほか訳［1999］『臨床的共感の実際：精神分析と自己心理学へのガイド』人文書院、一三頁。

★3 土居健郎［1992］『新訂・方法としての面接』医学書院、二七―三一頁。

★4 宮本真巳［1998］『面接技法から学ぶ』日本看護協会出版会、三九頁。

★5 宮本真巳［1995］『「異和感」と援助者アイデンティティ』日本看護協会出版会。

★6 Wiedenbach, E.［1969］●都留伸子・武山満智子・池田明子訳［1972］『臨床実習指導の本質：看護学生援助の技術』現代社。

★7 これには、これまで愛情や思いやりといった個人的感情に発する営為と見なされてきた看護が、科学的で合理的根拠に基づく営為であることを証明したいと願った、看護のリーダーたちの思いが反映していると思われます。けれども「科学的」であることの意味は、最近、大きく変わってきました。

★8 Malan, D. H.［1979］●鈴木龍訳［1992］『心理療法の臨床と科学』誠信書房、三三頁。

★9 Seligman, M.E.P.［1975］●平井久・木村駿監訳［1985］『うつ病の行動学：学習性絶望感とは何か』誠信書房。このように自分が環境にいくら働きかけても、求める反応が得られないとき、人や動物は無力感を感じます。これを何度か体験すると、無力感（絶望感）を学習してしまい、それが「うつ」につながるというのが「学習性絶望感」（セリグマン）の考えです。

5 身体が語る言葉

★1 Lifton, R.J.［1989］●渡辺牧・水野節夫訳［1989］『現代《いま》、死にふれて生きる：精神分析から自己形成パラダイムへ』有信堂、四一頁。

★2 大貫恵美子［1985］『日本人の病気観』岩波書店、七七頁。

★3 Kleinman, A.［1988］●江口重幸・五木田紳・上野豪志訳［1996］『病いの語り』誠信書房。

★4 Balint, M.［1957］●池見西次郎・杉田峰康・松山茂・小野亨雄訳［1981］『プライマリ・ケアにおける心身医学：バリント・グループの実際』診断と治療社。
★5 土居健郎［1997］『「甘え」理論と精神分析療法』金剛出版、一一七頁。
★6 Friedman, H. S.［1990］●手嶋秀毅・宮田正和監訳［1997］『性格と病気』創元社。
★7 Taylor, G., Bagby, R. M. & Parker, J. D. A.［1997］●福西勇夫監訳［1998］『アレキシサイミア：感情制御の障害と精神・身体疾患』星和書店、三一頁。
★8 Taylor, G., Bagby, R. M. & Parker, J. D. A.［1997］前掲書、九〇–九一頁。
★9 土居健郎［1993］『注釈「甘え」の構造』弘文堂、一二七頁。
★10 Taylor, G., Bagby, R. M. & Parker, J. D. A.［1997］前掲書、三〇頁。

6 看護における無意識のコミュニケーション

★1 Grinberg, L., Sor, D. & Tabak de Bianchedi, E.［1977］●高橋哲郎訳［1982］『ビオン入門』岩崎学術出版社。
★2 高津小夜子［2000］「スイカ割った子の気持ちは」『朝日新聞』二〇〇〇年七月一四日、朝刊。
★3 Casement, P.［1985］●松木邦裕訳［1991］『患者から学ぶ：ウィニコットとビオンの臨床応用』岩崎学術出版社、八三―一一三頁。
★4 Herman, J. L.［1992］●中井久夫訳［1996］『心的外傷と回復』みすず書房、二一四頁。
★5 Ogden, T. H.［1990］●狩野力八郎監訳・藤山直樹訳［1996］『こころのマトリックス：対象関係論との対話』岩崎学術出版社、一八四―一八五頁。
★6 Figley, C. R.［1995］*Compassion Fatigue : Coping with Secondary Traumatic Stress Disorder in Those Who Treat the Traumatized*, Brunner/Mazel, Inc.
★7 Pickett, M., Walsh Brennan, A. M., Greenberg, H. S., Licht, L. & Warrell, J. D.［1994］"Use of Debriefing Techniques to Prevent Compassion Fatigue in Research Teams", *Nursing Research*, 43(4), pp. 250–252.
★8 Freud, S.［1922］●井村恒郎ほか訳［1970］『フロイド著作集6 集団心理学と自我の分析』人文書院、二二四頁。
★9 Burger, D. M.［1987］●角田豊ほか訳［1999］『臨床的共感の実際：精神分析と自己心理学へのガイド』人文書院、一四頁。

★10 土居健郎［1992］『新訂・方法としての面接』医学書院、二三頁。
★11 土居健郎［1992］前掲書、一六頁。
★12 西村ユミ［2001］『語りかける身体：看護ケアの現象学』ゆみる出版。
★13 中井久夫・山口直彦［2001］『看護のための精神医学』医学書院、二頁。
★14 橋本健［1997］『植物には心がある：あなたが話しかけるのを待っている』ごま書房。
★15 Laing, R. D. & Esterson, A.［1964］●笠原嘉・辻和子訳［1972］『狂気と家族』みすず書房。
★16 Bateson, G.［1972］●佐藤良明訳［1989］『精神の生態学』思索社。
★17 Parsonns, T.［1951］●佐藤勉訳［1974］『社会体系論』青木書店。
★18 土居健郎［1967］「精神療法のための諸注意」、『精神療法の臨床と指導』医学書院、五頁。
★19 人工透析患者の家族についての研究では、病気療養の非順守性（ノン・コンプライアンス）が高いほど、つまり、医師の指示を守らない傾向が強いほど生存率が高く、死亡率とは関連がなかったことが証明されています。（Walsh, F. & Anderson, C. M.［1989］●野中猛・白石弘巳監訳『慢性疾患と家族』金剛出版、一七〇頁。

7 死との出会い

★1 Sudnau, D.［1967］●岩田啓靖・志村哲郎・山田富秋訳［1992］『病院でつくられる死：「死」と「死につつあること」の社会学』せりか書房、六〇頁。
★2 Winnicott, D. W.［1958］●北山修監訳［1990］『ウィニコット臨床論文集II 児童分析から精神分析へ』岩崎学術出版社、九四頁。
★3 Lifton, R. J.［1976］●渡辺牧・水野節夫訳［1989］『現代《いま》、死にふれて生きる：精神分析から自己形成パラダイムへ』有信堂。
★4 土居のいう「甘え」は、まさに母親との分離の事実を心理的に否定し、一体であるかのような幻想をもつという意味で、死の不安を乗り越えるひとつの手段だといえます。
★5 Lifton, R. J.［1976］前掲書、四三頁に引用されているサールズの言葉。

★6 Sadnau, D.［1967］前掲書。

★7 Lifton, R. J.［1976］前掲書。

★8 Herman, J. L.［1992］●中井久夫訳［1996］『心的外傷と回復』みすず書房、三〇九頁。

★9 安藤陽子［1996］「一九九五年兵庫県南部地震の救援活動に従事した看護婦の体験に関する研究」日本赤十字看護大学看護学研究科一九九五年度修士論文。

★10 正しくはSecondary Traumatic Stress Disorder（STSD）です。こうしたアルファベットの略語は日本人にはなじみにくいので、「二次的PTSD」という表現を使いました。

★11 Herman, J. L.［1992］前掲書、八六頁。

★12 James, N.［1993］"Divisions of Emotional Labour: Disclosure and Cancer," in Fineman, S.［ed.］, *Emotion in Organization*, pp. 94-117.

★13 Herman, J. L.［1992］前掲書、二一二頁。

★14 大川智恵子・渡会丹和子・武井麻子［1993］「「闘う患者」と看護婦の無力感・不全感：ターミナル・ケアにおける困難事例の分析」『日本精神保健看護学会誌』二巻一号、七五―八二頁。

★15 Herman, J. L.［1992］前掲書、二一七頁。

★16 Herman, J. L.［1992］前掲書、二一五頁。

★17 永井明［1997］『病者は語れず：東海大「安楽死」殺人事件』朝日文庫。

★18 Little, M. I.［1990］●神田橋條治訳［1992］『精神病水準の不安と庇護：ウィニコットとの精神分析の記録』岩崎学術出版社、三七頁。

★19 Peabody, B.［1986］●相原真理子訳［1989］『慟哭の部屋』新潮文庫。

★20 松本佳子［1997］「総合病院精神科病棟における看護婦の抱える困難さ」『日本赤十字看護大学紀要』一一号、二二―三〇頁。

★21 一般科でも自殺は知られている以上に多く、米国の医療施設合同認定機構に届けられた「警鐘的事件」（いわゆる医療ミス）のなかでもっとも多いのが自殺といわれています（李啓充・武井麻子［1999］「患者の権利と医療者の役割：患者アドボカシーをめぐって」『看護管理』九巻八号、五八六頁）。

★22 青戸由理子［2000］「看護婦の孤独や心の外傷は周りの人から〝とり扱われる〟必要がある」『精神看護』四巻一号、二八―三〇頁。

★23 山内佳子・山内俊介［2000］『医療事故』朝日新聞社、一九四頁。

★24 Wolf, Z. R.［1994］●岡本勝治・佐藤和美・山本あい子訳［1999］『与薬ミス：ナースの経験と防止策』医学書院、序文。

★25 Herman, J. L. [1992] 前掲書、三四八頁。

★26 藤村美保 [1998]「人工妊娠中絶の看護における看護婦の態度に関する研究」日本赤十字看護大学大学院看護学研究科一九九七年度修士論文。

8 傷つく看護師、傷つける看護師

★1 Fitzsimmons, R.L. [1997] "Nursing wounds", *Open Mind*, 88, 7 and 21. Nursing wounds という英語は、「傷を看護する」というふうにも、「看護(すること)が傷つく」というふうにも訳せます。おそらく、両方の意味にかけられているのでしょう。

★2 石川准 [1992]『アイデンティティ・ゲーム：存在証明の社会学』新評論、一四五頁。

★3 これらの報道に際して、ほとんどのマスメディアは「准看護婦」「准看護士」と最初から呼びつづけていました。その報道の仕方は、まるで准看護師だからこんな事件を起こしたといわんばかりです。臨床の場では、准看護師は看護師と同じ業務をこなしていて、わざわざ「准看護師」と呼ばれることはありません。表向き、差別はないことになっているのです。実際、特定の技術にかんする限り、経験豊富な准看護師のほうがだれよりも技量が卓越しているといったこともめずらしくありません。その一方で、准看護師にとって決定的な壁が存在するのも事実です。どんなに優秀でも給与体系は確実に違いますし、管理職への昇進の可能性も限られています。とくに最近では、准看護師の養成廃止を待つまでもなく、医療法による看護基準の改定などにより、准看護師の生きる場が徐々に狭められてきています。これらの事件は、准看護師制度の矛盾と今まで問題にされることの少なかった差別の問題を明るみに出したといえるでしょう。このことについては、第10章でも取り上げます。

★4 Joinson, C. [1992] "Coping with Compassion Fatigue—Burned out and burned up—Has Caring for Others Made You Too Tired to Care for Yourself?", *Nursing*, 22 [4], pp. 116-121.

★5 Winnicott, D. W. [1965] ●牛島定信訳 [1977]『情緒発達の精神分析理論』岩崎学術出版社、一七三頁。

★6 Lifton, R. J. [1999] ●渡辺学訳 [2000]『終末と救済の幻想：オウム真理教とは何か』岩波書店。

★7 Gorman, L. M., Sultan, D. F. & Raines, M. L [1996] ●池田明子訳 [1999]『心理社会的援助の看護マニュアル：看護診断および看護介入の実際』医学書院、一四〇頁。

★8 たとえば、亡くなった家族のことを話す患者に向かって、「きっとどこかで見守っていてくださいますよ」というような言葉は、本当にそう信じているのでない限り、言うのは偽りであり、単なる気安めに過ぎないばかりか、悲しんでいる人に悲しむなと言っているに等しい場合もあります。

★9 Helon, E.［1998］●中井京子訳［2000］『命のカルテ』集英社文庫、三四三頁。

★10 永井明［1999］『病者は語れず：東海大「安楽死」殺人事件』朝日文庫。

★11 Malan, D. H.［1979］●鈴木龍訳［1992］『心理療法の臨床と科学』誠信書房、一八〇頁。

9 看護師という生き方

★1 Sontag, S.［1977］●富山太佳夫訳［1982］『隠喩としての病い』みすず書房。

★2 川島佳子編［1998］『ナースの生きがい1』真興交易医書出版部。

★3 いがらしゆみこ・水木杏子作、講談社。第一巻が発売されたのは一九七五年。以後一九七八年に発売の第九巻まであり、そのほかに小説版もあります。

★4 Bowlby, J.［1980］●黒田実郎・吉田恒子・横浜恵三子訳［1981］『母子関係の理論III 対象喪失』。日本語版では、compulsive care giving は強迫的保護と訳されていますが、ここでは「強迫的世話やき」のほうが適切と考えて、使用することにしました。

★5 畠山弘文［1989］『官僚制の日常支配：善意による支配とは何か』三一書房。この本は、善意による支配が個人的関係にとどまらず、社会のなかにも存在していることを明らかにしています。このことについては第10章で述べます。

★6 信田さよ子［1999］『アディクションアプローチ』医学書院。

★7 Schaef, A. W.［1987］●斎藤学監訳［1993］『嗜癖する社会』誠信書房。

★8 Holms, J.［1993］●黒田実郎・黒田聖一訳［1996］『ボウルビーとアタッチメント理論』岩崎学術出版社。

★9 Murphy, H. B. M.［1982］●内沼幸雄ほか訳［1992］『比較精神医学：精神障害の国際的、文化的広がり』星和書店、二六六―二六七頁。

★10 英語ではネグレクトという言葉が使われますが、日本語では遺棄、養育放棄といった言葉以外にぴったりくる言葉がないようです。

★11 岡野憲一郎［1995］『外傷性精神障害：心の傷の病理と治療』岩崎学術出版社。

★12 Herman, J. L [1992] ●中井久夫訳［1999］『心的外傷と回復』みすず書房、一八七頁。

★13 Herman, J. L. [1992] 前掲書、八九頁。

★14 その後の証言で、被告はかつて摂食障害に悩んでいたことがあったと伝えられています。

★15 Herman, J. L. [1992] 前掲書、一七四頁。

★16 Herman, J. L. [1992] 前掲書、三八三頁。

★17 Herman, J. L. [1992] 前掲書、五八―五九頁。

★18 Helon, E. [1997] ●中井京子訳［2000］『命のカルテ』集英社文庫、二八〇頁。

★19 榊恵子［2000］「アルコール専門病棟における患者-看護婦関係：グループワークを通して」日本赤十字看護大学大学院看護学研究科一九九九年度修士論文。

★20 Gallop, R., McKeever, P., Toner, B., Lancee, W. & Lueck, M. [1995] "The Impact of Childhood Sexual Abuse on the Psychological Well-being and Practice of Nurses", *Archives of Psychiatric Nursing*, IX [3], pp. 137-145.

★21 Showalter, E. [1985] ●山田晴子・薗田美和子訳［1990］『心を病む女たち：狂気と英国文化』朝日出版社、七八頁。

★22 小玉香津子［1999］『ナイチンゲール』清水書院、一九九頁。

★23 Showalter, E. [1985] 前掲書、八二頁。

10 組織のなかの看護師

★1 Sullivan, H. S. [1962] ●中井久夫訳［1995］『分裂病は人間的過程である』みすず書房、三七一頁。ここで語られているサリヴァンの看護部に対する思いには物すごいものがあります。いわく「看護婦はいくら讃えても足りないほどの奇蹟の人たちの集まりで、その人生は、ぎらつく専門家的理想に輝いている。これに匹敵する高さなどないためにいっそうきらきらと輝いて――そう、それだけにいっそう完全に黒い地獄の影を引きずってもいる」。

★2 李啓充［2000］『アメリカ医療の光と影：医療過誤防止からマネジドケアまで』医学書院、二六頁。

★3 Foster, G. M. & Anderson, B. G. [1978] ●中川米造監訳［1987］『医療人類学』リブロポート、二三一―二三二頁。

★4 Main, T. F.［1957］"The Ailment", *The British Journal of Medical Psychology*, 30: 129-145.

★5 Stein, L. I., Watts, D. T. & Howell, T.［1990］"The Doctor-Nurse Game Revisitted", *The England Journal of Medecine*, 546.

★6 Pilliteri, A. & Ackereman, M.［1993］●舞床三枝子訳［1994］「医師-看護婦ゲーム：一〇〇年間（一八八八年と一九九〇年）の比較」『インターナショナル・ナーシング・レビュー』七巻一号、四〇―四六頁。

★7 かつては、点滴などの治療はふつう、夜はお休みだったものですが、最近は検査機器の発達などで検査結果がすぐに出てくるようになり、治療のオーダーが出るのも早くなりました。おかげで夜勤帯にも点滴などがおこなわれるようになり、そのぶん夜勤看護師の仕事も増加しています。

★8 Hite, S.［1998］●石渡利康訳［1999］『なぜ女は女が嫌いなのか：もっと上手につきあう知恵』祥伝社、一六七頁。

★9 私の育った九州地方では、男性は「三年に一度片頬笑う」という言い方がありました。男子たるもの、うれしくても顔に出してはいけないというのです。反対に、女性は感情のコントロールがへただとよく非難されますが、実は、いつ、どこで泣くか、どの程度の怒り方をすればよいかなど、無意識のうちにコントロールしていることが多いのです。

★10 Hite, S.［1998］前掲書、一五三頁。

★11 Smith, P.［1992］●武井麻子・前田泰樹監訳［2000］『感情労働としての看護』ゆみる出版、一一三―一五七頁。

★12 Hite, S.［1998］前掲書、一五三―一六一頁。

★13 瀬野佳代［2000］「精神科の慢性期閉鎖病棟で働く看護者の思い」日本赤十字看護大学大学院看護学研究科一九九九年度修士論文。

★14 Bion, W.［1961］●対馬忠訳［1973］『グループ・ダイナミクス』サイマル出版。

★15 Freud, S.［1921］●井村恒郎訳［1970］『フロイド著作集6 集団心理学と自我の分析』人文書院。

★16 Menzies L., I.［1960］"A Case—Study in the Functioning of Social Systems as a Defence against Anxiety—A Report on a Study of the Nursing Service of a General Hospital, *Human Relation*, 13, pp. 95-121.

★17 Menzies L., I.［1988］"Containing Anxiety in Institution", *Selected Essay Vol. 1*, Free Association Book.

★18 Winnicott, D.W.［1987］●北山修監訳［1998］『ウィニコット著作集7 精神分析的探究2 狂気の心理学』岩崎学術出版社、一一三頁。

★19 松本佳子［1995］「日本における精神科社会復帰病棟の看護スタッフの感情労働に関する分析的研究」日本赤十字看護大学一九九四年度修士論文。

★20 前の二人はみずから犯行を認めていますが、三人目の准看護師は現時点で否認しています。したがって、ここでも断定しているわけではありません。

★21 Roberts, V. Z.［1994］“The organization of work：Contribution from open system theory”, in Obholzer A. & Roberts V. Z.［eds.］, *The Unconscious at Work：Individual and organizational stress in the human services*, Routledge, pp. 28-47.

終章　看護のゆくえ

★1 Menzies, L., I.［1988］“Containing Anxiety in Institution”, *Selected Essay Vol. 1*, Free Asociation Book, pp. 89-99.

★2 最近、これは様変わりしてきました。入学時に将来、大学の学長になりたいという学生があらわれてきています。

★3 このあたりの事情については、李啓充の『市場原理に揺れるアメリカの医療』［1998］や『アメリカ医療の光と影』［2000］（ともに医学書院刊）に詳しい。

★4 Mackay, L.［1990］“Nursing：Just Another Job？”, in Abbott, P. and Wallace, C.［eds］, *The Sociology of the Caring profession*, pp. 29-39.

★5 出口禎子［1999］「臨床看護婦の抱える無力感の意味と学習への期待」『看護管理』九巻四号、二八二―二八六頁。

★6 Henderson, V.［1982］●小玉香津子訳［1982］「ザ・ナーシング・プロセス：この呼び名はこれでよいだろうか」『看護』三四巻一一号、四〇―五二頁。

★7 Henderson, V.［1987］●小玉香津子訳［1988］「再び看護過程について」『看護』四〇巻三号、一二一―一三七頁。

★8 Benner, P. & Wrubel, J.［1989］●難波卓志訳［1999］『現象学的人間論と看護』医学書院、四三八頁。

★9 James, N.［1992］“Care＝Organization＋Physical labour＋Emotional labour”, *Sociology of Health & Illness*, 14［4］, pp. 488-509.

★10 Main, T. F.［1968］“The Ailment”, *The British Journal of Medical Psychology*, 30, pp. 129-145.

★11 Herman, J. L.［1992］●中井久夫訳［1999］『心的外傷と回復』みすず書房、八六―八七頁。

★12 Benner, P. & Wrubel, J.［1989］●難波卓志訳［1999］『現象学的人間論と看護』医学書院、四三九頁。

★13 Holmes, J.［1993］●黒田実郎・黒田聖一訳［1996］『ボウルビーとアタッチメント理論』岩崎学術出版社、一二頁。

★14 中井久夫［1999］「「最終講義」補論：分裂病のよい経過と予後はなぜ書かれないか」『治療の声』二巻二号、一八三―二〇一頁。

★15 Winnicott, D. W.［1958］●北山修監訳［1990］『ウィニコット臨床論文集II　児童分析から精神分析へ』岩崎学術出版社、六六頁。

★16 土居健郎［1992］『新訂・方法としての面接』医学書院、三六頁。

著者紹介

武井麻子（たけい・あさこ）
東京大学医学部保健学科（現・健康総合科学科），同大学院修士課程及び博士後期課程（精神衛生学専攻）修了．保健学博士．
1976 年より 12 年間，海上寮療養所の看護科および社会療法科に勤務．その間，英国ケンブリッジ州フルボーン病院にて 6 か月研修．その後，千葉県立衛生短期大学を経て，1990 年より 2015 年 3 月まで日本赤十字看護大学勤務．退職後は，「ケアラーのためのコンサルテーション・ルーム Office-Asako」を開設し，実践や研究などの相談に応じている．
日本赤十字看護大学名誉教授．看護師・保健師のほか，保育士の資格も持ち，給食調理員や婦人相談所の心理判定員，保健所の精神保健相談員などさまざまな職種を経験している．日本集団精神療法学会認定グループサイコセラピスト，スーパーヴァイザーでもある．
▶今後の抱負…南の海でぷかぷか浮いて，きれいなお魚を眺めていたい．
▶主な著訳書…『天の半分：中国の女たち』共訳・新泉社，『ケースワーク・グループワーク』共著・光生館，『レトリートとしての精神病院』編著・ゆみる出版，『精神看護学ノート』医学書院，『感情労働としての看護』監訳・ゆみる出版，『「グループ」という方法』医学書院，『ひと相手の仕事はなぜ疲れるのか』大和書房，『系統看護学講座 精神看護学［1］［2］』共著・医学書院，『グループと精神科看護』金剛出版，『組織のストレスとコンサルテーション』監訳・金剛出版，『思いやる心は傷つきやすい』創元社など．

シリーズ
ケアをひらく

感情と看護――人とのかかわりを職業とすることの意味

発行――――2001年3月15日　第1版第1刷©
　　　　　　2024年3月1日　第1版第18刷

著者――――武井麻子

発行者―――株式会社　医学書院
　　　　　　代表取締役　金原　俊
　　　　　　〒113-8719　東京都文京区本郷1-28-23
　　　　　　電話 03-3817-5600（社内案内）

印刷・製本―三美印刷

ISBN 978-4-260-33117-3

シリーズ ケアをひらく ❶

第73回

毎日出版文化賞受賞！

［企画部門］

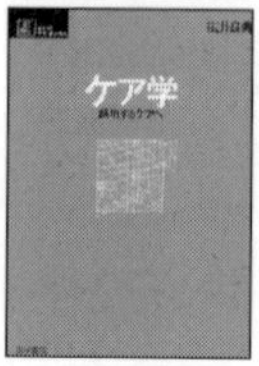

ケア学：越境するケアへ●広井良典●2300円●ケアの多様性を一望する———どの学問分野の窓から見ても、〈ケア〉の姿はいつもそのフレームをはみ出している。医学・看護学・社会福祉学・哲学・宗教学・経済・制度等々のタテワリ性をとことん排して〝越境〟しよう。その跳躍力なしにケアの豊かさはとらえられない。刺激に満ちた論考は、時代を境界線引きからクロスオーバーへと導く。

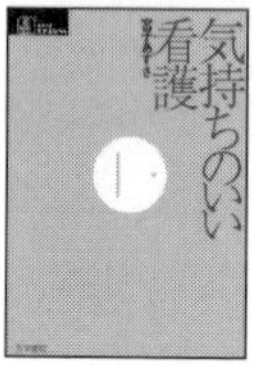

気持ちのいい看護●宮子あずさ●2100円●患者さんが気持ちいいと、看護師も気持ちいい、か?———「これまであえて避けてきた部分に踏み込んで、看護について言語化したい」という著者の意欲作。〈看護を語る〉ブームへの違和感を語り、看護師はなぜ尊大に見えるのかを考察し、専門性志向の底の浅さに思いをめぐらす。夜勤明けの頭で考えた「アケのケア論」！

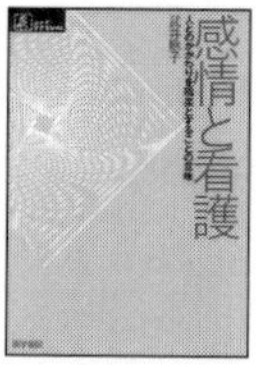

感情と看護：人とのかかわりを職業とすることの意味●武井麻子●2400円●看護師はなぜ疲れるのか———「巻き込まれずに共感せよ」「怒ってはいけない！」「うんざりするな!!」。看護はなにより感情労働だ。どう感じるべきかが強制され、やがて自分の気持ちさえ見えなくなってくる。隠され、貶められ、ないものとされてきた〈感情〉をキーワードに、「看護とは何か」を縦横に論じた記念碑的論考。

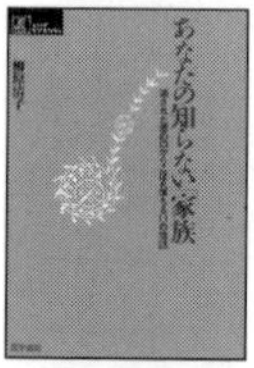

あなたの知らない「家族」：遺された者の口からこぼれ落ちる13の物語●柳原清子●2000円●それはケアだろうか———幼子を亡くした親、夫を亡くした妻、母親を亡くした少女たちは、佇む看護師の前で、やがて「その人」のことを語りはじめる。ためらいがちな口と、傾けられた耳によって紡ぎだされた物語は、語る人を語り、聴く人を語り、誰も知らない家族を語る。

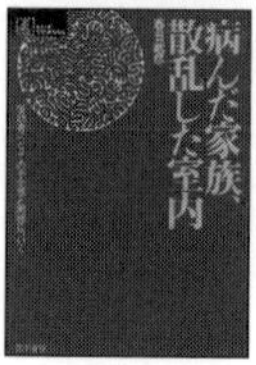

病んだ家族、散乱した室内：援助者にとっての不全感と困惑について●春日武彦●2200円●善意だけでは通用しない———一筋縄ではいかない家族の前で、われわれ援助者は何を頼りに仕事をすればいいのか。罪悪感や無力感にとらわれないためには、どんな「覚悟とテクニック」が必要なのか。空疎な建前論や偽善めいた原則論の一切を排し、「ああ、そうだったのか」と腑に落ちる発想に満ちた話題の書。

本シリーズでは、「科学性」「専門性」「主体性」といったことばだけでは語りきれない地点から《ケア》の世界を探ります。

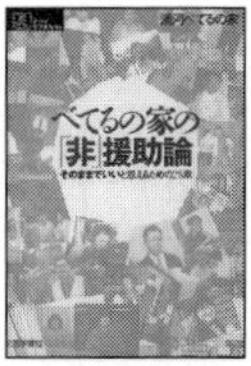

べてるの家の「非」援助論：そのままでいいと思えるための25章●浦河べてるの家●2000円●それで順調！———「幻覚＆妄想大会」「偏見・差別歓迎集会」という珍妙なイベント。「諦めが肝心」「安心してサボれる会社づくり」という脱力系キャッチフレーズ群。それでいて年商1億円、年間見学者2000人。医療福祉領域を超えて圧倒的な注目を浴びる〈べてるの家〉の、右肩下がりの援助論！

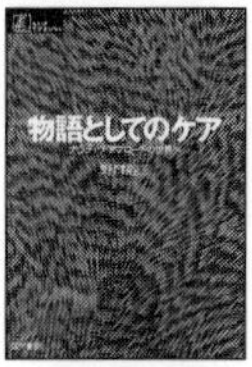

物語としてのケア：ナラティヴ・アプローチの世界へ●野口裕二●2200円●「ナラティヴ」の時代へ———「語り」「物語」を意味するナラティヴ。人文科学領域で衝撃を与えつづけているこの言葉は、ついに臨床の風景さえ一変させた。「精神論 vs. 技術論」「主観主義 vs. 客観主義」「ケア vs. キュア」という二項対立の呪縛を超えて、臨床の物語論的転回はどこまで行くのか。

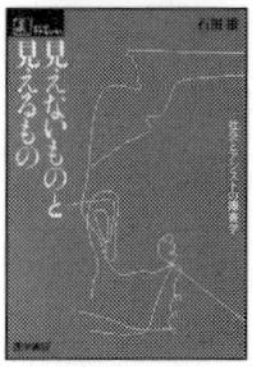

見えないものと見えるもの：社交とアシストの障害学●石川准●2000円●だから障害学はおもしろい———自由と配慮がなければ生きられない。社交とアシストがなければつながらない。社会学者にしてプログラマ、全知にして全盲、強気にして気弱、感情的な合理主義者……〝いつも二つある〟著者が冷静と情熱のあいだで書き下ろした、つながるための障害学。

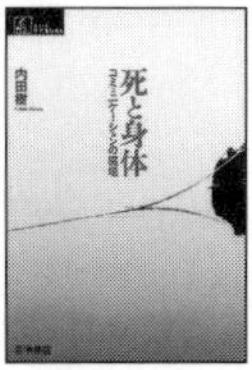

死と身体：コミュニケーションの磁場●内田　樹●2000円●人間は、死んだ者とも語り合うことができる———〈ことば〉の通じない世界にある「死」と「身体」こそが、人をコミュニケーションへと駆り立てる。なんという腑に落ちる逆説！「誰もが感じていて、誰も言わなかったことを、誰にでもわかるように語る」著者の、教科書には絶対に出ていないコミュニケーション論。読んだ後、猫にもあいさつしたくなります。

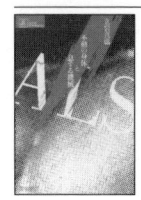

ALS 不動の身体と息する機械●立岩真也●2800円●それでも生きたほうがよい、となぜ言えるのか———ALS当事者の語りを渉猟し、「生きろと言えない生命倫理」の浅薄さを徹底的に暴き出す。人工呼吸器と人がいれば生きることができると言う本。「質のわるい生」に代わるべきは「質のよい生」であって「美しい死」ではない、という当たり前のことに気づく本。

❸

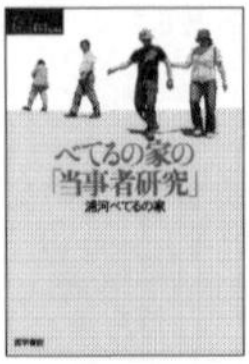

べてるの家の「当事者研究」●浦河べてるの家●2000円●研究？ ワクワクするなあ———べてるの家で「研究」がはじまった。心の中を見つめたり、反省したり……なんてやつじゃない。どうにもならない自分を、他人事のように考えてみる。仲間と一緒に笑いながら眺めてみる。やればやるほど元気になってくる、不思議な研究。合い言葉は「自分自身で、共に」。そして「無反省でいこう！」

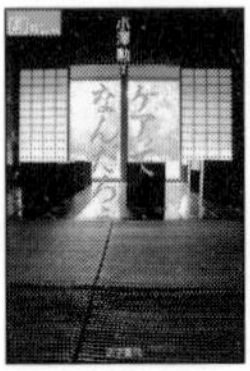

ケアってなんだろう●小澤勲編著●2000円●「技術としてのやさしさ」を探る七人との対話———「ケアの境界」にいる専門家、作家、若手研究者らが、精神科医・小澤勲氏に「ケアってなんだ？」と迫り聴く。「ほんのいっときでも憩える椅子を差し出す」のがケアだと言い切れる人の《強さとやさしさ》はどこから来るのか———。感情労働が知的労働に変換されるスリリングな一瞬！

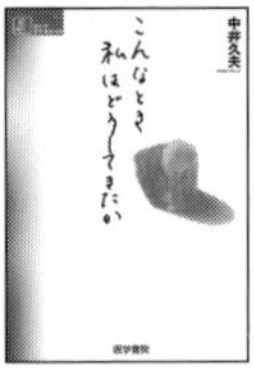

こんなとき私はどうしてきたか●中井久夫●2000円●「希望を失わない」とはどういうことか———はじめて患者さんと出会ったとき、暴力をふるわれそうになったとき、退院が近づいてきたとき、私はどんな言葉をかけ、どう振る舞ってきたか。当代きっての臨床家であり達意の文章家として知られる著者渾身の一冊。ここまで具体的で美しいアドバイスが、かつてあっただろうか。

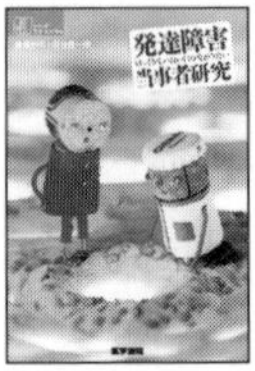

発達障害当事者研究：ゆっくりていねいにつながりたい●綾屋紗月＋熊谷晋一郎●2000円●あふれる刺激、ほどける私———なぜ空腹がわからないのか、なぜ看板が話しかけてくるのか。外部からは「感覚過敏」「こだわりが強い」としか見えない発達障害の世界を、アスペルガー症候群当事者が、脳性まひの共著者と探る。「過剰」の苦しみは身体に来ることを発見した画期的研究！

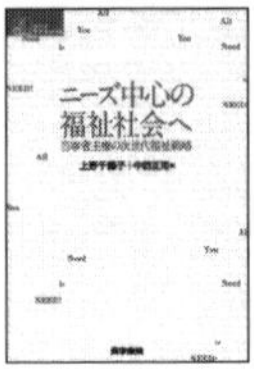

ニーズ中心の福祉社会へ：当事者主権の次世代福祉戦略●上野千鶴子＋中西正司編●2200円●社会改革のためのデザイン！ ビジョン!! アクション!!!———「こうあってほしい」という構想力をもったとき、人はニーズを知り、当事者になる。「当事者ニーズ」をキーワードに、研究者とアクティビストたちが「ニーズ中心の福祉社会」への具体的シナリオを提示する。

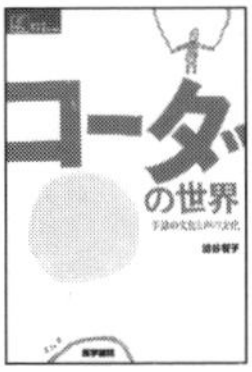

コーダの世界：手話の文化と声の文化●澁谷智子●2000円●生まれながらのバイリンガル?———コーダとは聞こえない親をもつ聞こえる子どもたち。「ろう文化」と「聴文化」のハイブリッドである彼らの日常は驚きに満ちている。親が振り向いてから泣く赤ちゃん？ じっと見つめすぎて誤解される若い女性？ 手話が「言語」であり「文化」であると心から納得できる刮目のコミュニケーション論。

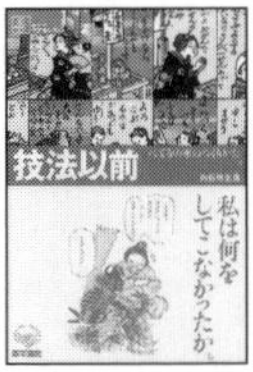

技法以前：べてるの家のつくりかた●向谷地生良●2000円●私は何をしてこなかったか———「幻覚&妄想大会」をはじめとする掟破りのイベントはどんな思考回路から生まれたのか？ べてるの家のような〝場〟をつくるには、専門家はどう振る舞えばよいのか？「当事者の時代」に専門家にできることを明らかにした、かつてない実践的「非」援助論。べてるの家スタッフ用「虎の巻」、大公開！

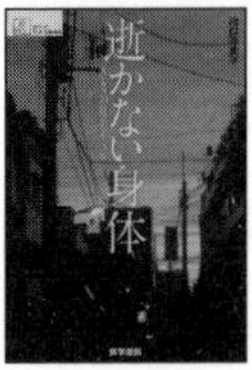

逝かない身体：ALS的日常を生きる●川口有美子●2000円●即物的に、植物的に —— 言葉と動きを封じられたALS患者の意思は、身体から探るしかない。ロックトイン・シンドロームを経て亡くなった著者の母を支えたのは、「同情より人工呼吸器」「傾聴より身体の微調整」という究極の身体ケアだった。重力に抗して生き続けた母の「植物的な生」を身体ごと肯定した圧倒的記録。

第41回大宅壮一ノンフィクション賞受賞作

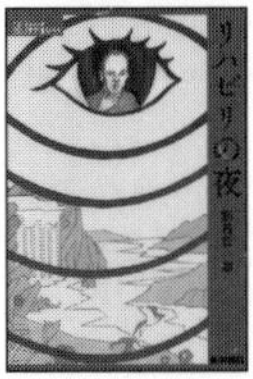

リハビリの夜●熊谷晋一郎●2000円●痛いのは困る——現役の小児科医にして脳性まひ当事者である著者は、《他者》や《モノ》との身体接触をたよりに、「官能的」にみずからの運動をつくりあげてきた。少年期のリハビリキャンプにおける過酷で耽美な体験、初めて電動車いすに乗ったときの時間と空間が立ち上がるめくるめく感覚などを、全身全霊で語り尽くした驚愕の書。

第9回新潮ドキュメント賞受賞作

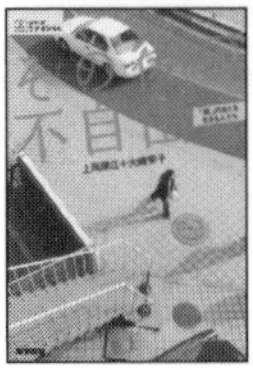

その後の不自由●上岡陽江+大嶋栄子●2000円●〝ちょっと寂しい〟がちょうどいい——トラウマティックな事件があった後も、専門家がやって来て去っていった後も、当事者たちの生は続く。しかし彼らはなぜ「日常」そのものにつまずいてしまうのか。なぜ援助者を振り回してしまうのか。そんな「不思議な人たち」の生態を、薬物依存の当事者が身を削って書き記した当事者研究の最前線！

第2回日本医学ジャーナリスト協会賞受賞作

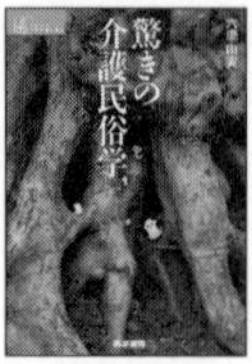

驚きの介護民俗学●六車由実●2000円●語りの森へ——気鋭の民俗学者は、あるとき大学をやめ、老人ホームで働きはじめる。そこで流しのバイオリン弾き、蚕の鑑別嬢、郵便局の電話交換手ら、「忘れられた日本人」たちの語りに身を委ねていると、やがて新しい世界が開けてきた……。「事実を聞く」という行為がなぜ人を力づけるのか。聞き書きの圧倒的な可能性を活写し、高齢者ケアを革新する。

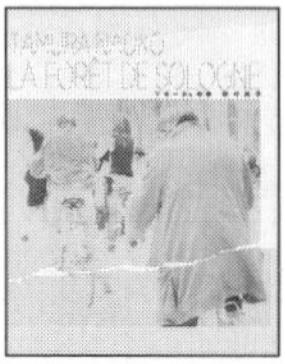

ソローニュの森●田村尚子●2600円●ケアの感触、曖昧な日常——思想家ガタリが終生関ったことで知られるラ・ボルド精神病院。一人の日本人女性の震える眼が掬い取ったのは、「フランスのべてるの家」ともいうべき、患者とスタッフの間を流れる緩やかな時間だった。ルポやドキュメンタリーとは一線を画した、ページをめくるたびに深呼吸ができる写真とエッセイ。B5変型版。

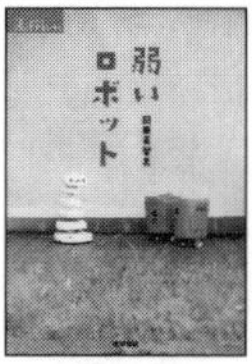

弱いロボット●岡田美智男●2000円●とりあえずの一歩を支えるために——挨拶をしたり、おしゃべりをしたり、散歩をしたり。そんな「なにげない行為」ができるロボットは作れるか？　この難題に著者は、ちょっと無責任で他力本願なロボットを提案する。日常生活動作を規定している「賭けと受け」の関係を明るみに出し、ケアをすることの意味を深いところで肯定してくれる異色作！

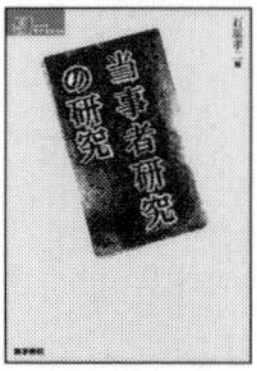

当事者研究の研究●石原孝二編●2000円●で、当事者研究って何だ?——専門職・研究者の間でも一般名称として使われるようになってきた当事者研究。それは、客観性を装った「科学研究」とも違うし、切々たる「自分語り」とも違うし、勇ましい「運動」とも違う。本書は哲学や教育学、あるいは科学論と交差させながら、“自分の問題を他人事のように扱う”当事者研究の圧倒的な感染力の秘密を探る。

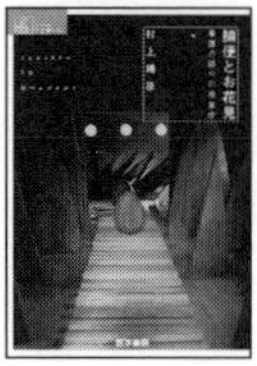

摘便とお花見：看護の語りの現象学●村上靖彦●2000円●とるにたらない日常を、看護師はなぜ目に焼き付けようとするのか——看護という「人間の可能性の限界」を拡張する営みに吸い寄せられた気鋭の現象学者は、共感あふれるインタビューと冷徹な分析によって、その不思議な時間構造をあぶり出した。巻末には圧倒的なインタビュー論を付す。看護行為の言語化に資する驚愕の一冊。

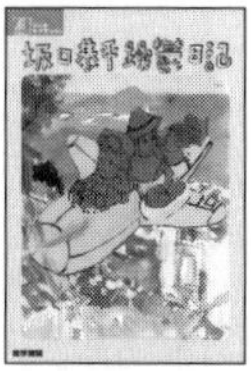

坂口恭平躁鬱日記●坂口恭平●1800円●僕は治ることを諦めて、「坂口恭平」を操縦することにした。家族とともに。――マスコミを席巻するきらびやかな才能の奔出は、「躁」のなせる業でもある。「鬱」期には強固な自殺願望に苛まれ外出もおぼつかない。この病に悩まされてきた著者は、あるとき「治療から操縦へ」という方針に転換した。その成果やいかに！　涙と笑いと感動の当事者研究。

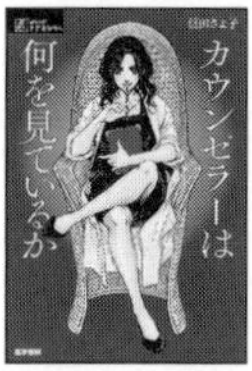

カウンセラーは何を見ているか●信田さよ子●2000円●傾聴？ ふっ。――「聞く力」はもちろん大切。しかしプロなら、あたかも素人のように好奇心を全開にして、相手を見る。そうでなければ〈強制〉と〈自己選択〉を両立させることはできない。若き日の精神科病院体験を経て、開業カウンセラーの第一人者になった著者が、「見て、聞いて、引き受けて、踏み込む」ノウハウを一挙公開！

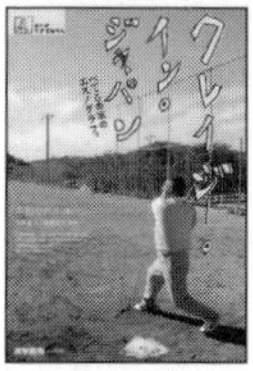

クレイジー・イン・ジャパン：べてるの家のエスノグラフィ●中村かれん●2200円●日本の端の、世界の真ん中。――インドネシアで生まれ、オーストラリアで育ち、イェール大学で教える医療人類学者が、べてるの家に辿り着いた。7か月以上にも及ぶ住み込み。10年近くにわたって断続的に行われたフィールドワーク。べてるの「感動」と「変貌」を、かつてない文脈で発見した傑作エスノグラフィ。付録DVD「Bethel」は必見の名作！

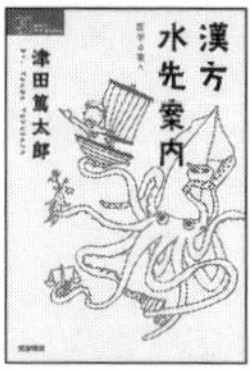

漢方水先案内：医学の東へ●津田篤太郎●2000円●漢方ならなんとかなるんじゃないか？―― 原因がはっきりせず成果もあがらない「ベタなぎ漂流」に追い込まれたらどうするか。病気に対抗する生体のパターンは決まっているならば、「生体をアシスト」という方法があるじゃないか！　万策尽きた最先端の臨床医がたどり着いたのは、キュアとケアの合流地点だった。それが漢方。

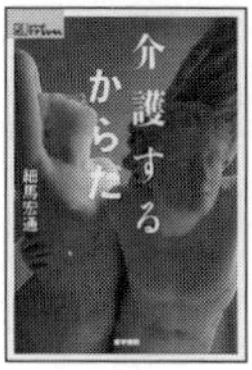

介護するからだ●細馬宏通●2000円●あの人はなぜ「できる」のか？―― 目利きで知られる人間行動学者が、ベテランワーカーの神対応をビデオで分析してみると……、そこには言語以前に〝かしこい身体〟があった！　ケアの現場が、ありえないほど複雑な相互作用の場であることが分かる「驚き」と「発見」の書。マニュアルがなぜ現場で役に立たないのか、そしてどうすればうまく行くのかがよーく分かります。

第 16 回小林秀雄賞
受賞作
紀伊國屋じんぶん大賞
2018 受賞作

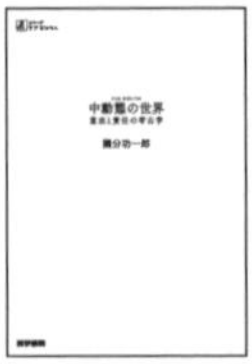

中動態の世界：意志と責任の考古学●國分功一郎●2000 円●「する」と「される」の外側へ――強制はないが自発的でもなく、自発的ではないが同意している。こうした事態はなぜ言葉にしにくいのか？ なぜそれが「曖昧」にしか感じられないのか？ 語る言葉がないからか？ それ以前に、私たちの思考を条件付けている「文法」の問題なのか？ ケア論にかつてないパースペクティヴを切り開く画期的論考！

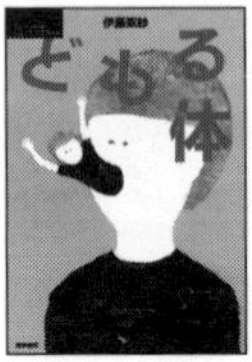

どもる体●伊藤亜紗●2000 円●しゃべれるほうが、変。――話そうとすると最初の言葉を繰り返してしまう（＝連発という名のバグ）。それを避けようとすると言葉自体が出なくなる（＝難発という名のフリーズ）。吃音とは、言葉が肉体に拒否されている状態だ。しかし、なぜ歌っているときにはどもらないのか？ 徹底した観察とインタビューで吃音という「謎」に迫った、誰も見たことのない身体論！

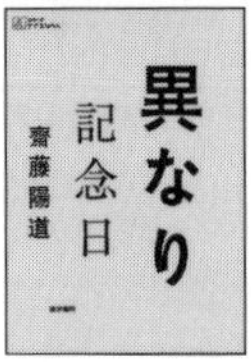

異なり記念日●齋藤陽道●2000 円●手と目で「看る」とはどういうことか――「聞こえる家族」に生まれたろう者の僕と、「ろう家族」に生まれたろう者の妻。ふたりの間に、聞こえる子どもがやってきた。身体と文化を異にする 3 人は、言葉の前にまなざしを交わし、慰めの前に手触りを送る。見る、聞く、話す、触れることの〈歓び〉とともに。ケアが発生する現場からの感動的な実況報告。

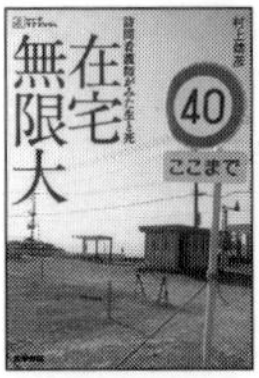

在宅無限大：訪問看護師がみた生と死●村上靖彦●2000 円●「普通に死ぬ」を再発明する――病院によって大きく変えられた「死」は、いま再びその姿を変えている。先端医療が組み込まれた「家」という未曾有の環境のなかで、訪問看護師たちが地道に「再発明」したものなのだ。著者は並外れた知的肺活量で、訪問看護師の語りを生け捕りにし、看護が本来持っているポテンシャルを言語化する。

第 19 回大佛次郎論壇賞
受賞作
紀伊國屋じんぶん大賞
2020 受賞作

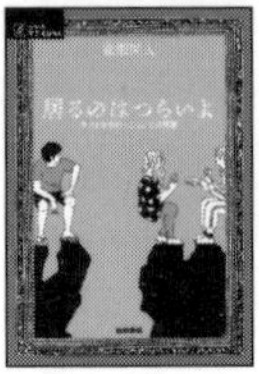

居るのはつらいよ：ケアとセラピーについての覚書●東畑開人●2000 円●「ただ居るだけ」vs.「それでいいのか」――京大出の心理学ハカセは悪戦苦闘の職探しの末、沖縄の精神科デイケア施設に職を得た。しかし勇躍飛び込んだそこは、あらゆる価値が反転する「ふしぎの国」だった。ケアとセラピーの価値について究極まで考え抜かれた、涙あり笑いあり出血（！）ありの大感動スペクタル学術書！

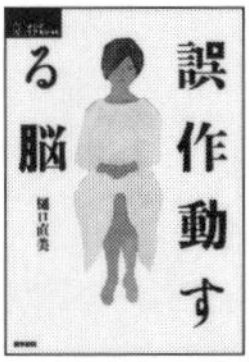

誤作動する脳●樋口直美● 2000円●「時間という一本のロープにたくさんの写真がぶら下がっている。それをたぐり寄せて思い出をつかもうとしても、私にはそのロープがない」——ケアの拠り所となるのは、体験した世界を正確に表現したこうした言葉ではないだろうか。「レビー小体型認知症」と診断された女性が、幻視、幻臭、幻聴など五感の変調を抱えながら達成した圧倒的な当事者研究!

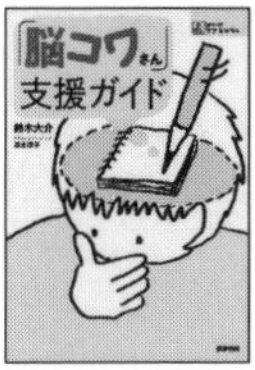

「脳コワさん」支援ガイド●鈴木大介●2000円●脳がコワれたら、「困りごと」はみな同じ。——会話がうまくできない、雑踏が歩けない、突然キレる、すぐに疲れる……。病名や受傷経緯は違っていても結局みんな「脳の情報処理」で苦しんでいる。だから脳を「楽」にすることが日常を取り戻す第一歩だ。疾患を超えた「困りごと」に着目する当事者学が花開く、読んで納得の超実践的ガイド!

第9回日本医学ジャーナリスト協会賞受賞作

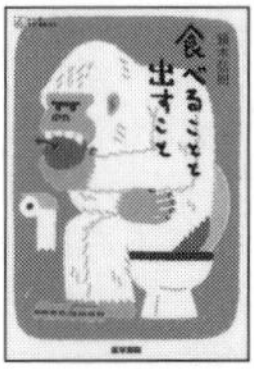

食べることと出すこと●頭木弘樹● 2000円●食べて出せればOKだ!(けど、それが難しい……。)——潰瘍性大腸炎という難病に襲われた著者は、食事と排泄という「当たり前」が当たり前でなくなった。IVHでも癒やせない顎や舌の飢餓感とは? 便の海に茫然と立っているときに、看護師から雑巾を手渡されたときの気分は? 切実さの狭間に漂う不思議なユーモアが、何が「ケア」なのかを教えてくれる。

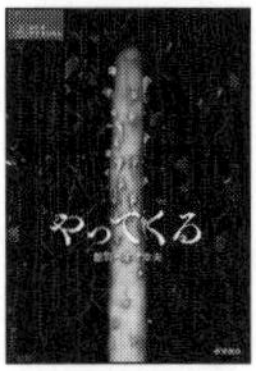

やってくる●郡司ペギオ幸夫● 2000円●「日常」というアメイジング!——私たちの「現実」は、外部からやってくるものによってギリギリ実現されている。だから日々の生活は、何かを為すためのスタート地点ではない。それこそが奇跡的な達成であり、体を張って実現すべきものなんだ! ケアという「小さき行為」の奥底に眠る過激な思想を、素手で取り出してみせる圧倒的な知性。

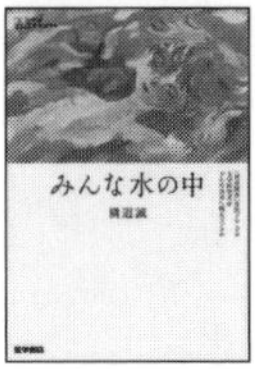

みんな水の中●横道 誠● 2000円●脳の多様性とはこのことか!——ASD(自閉スペクトラム症)とADHD(注意欠如・多動症)と診断された大学教員は、彼を取り囲む世界の不思議を語りはじめた。何もかもがゆらめき、ぼんやりとしか聞こえない水の中で、〈地獄行きのタイムマシン〉に乗せられる。そんな彼を救ってくれたのは文学と芸術、そして仲間だった。赤裸々、かつちょっと乗り切れないユーモアの日々。

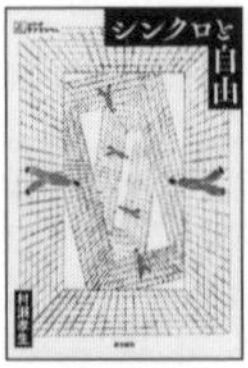

シンクロと自由●村瀬孝生●2000円●介護現場から「自由」を更新する——「こんな老人ホームなら入りたい！」と熱い反響を呼んだNHK番組「よりあいの森 老いに沿う」。その施設長が綴る、自由と不自由の織りなす不思議な物語。しなやかなエピソードに浸っているだけなのに、気づくと温かい涙が流れている。万策尽きて途方に暮れているのに、希望が勝手にやってくる。

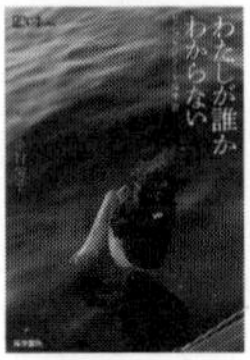

わたしが誰かわからない：ヤングケアラーを探す旅●中村佑子●2000円●ケア的主体をめぐる冒険的セルフドキュメント！——ヤングケアラーとは、世界をどのように感受している人なのか。取材はいつの間にか、自らの記憶をたぐり寄せる旅に変わっていた。「あらかじめ固まることを禁じられ、自他の境界を横断してしまう人」として、著者はふたたび祈るように書きはじめた。

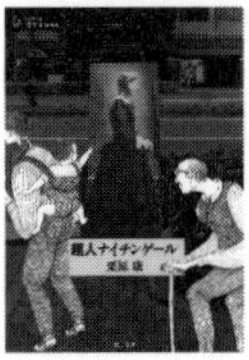

超人ナイチンゲール●栗原 康●2000円●誰も知らなかったナイチンゲールに、あなたは出会うだろう——鬼才文人アナキストが、かつてないナイチンゲール伝を語り出した。それは聖女でもなく合理主義者でもなく、「近代的個人」の設定をやすやすと超える人だった。「永遠の今」を生きる人だった。救うものが救われて、救われたものが救っていく。そう、看護は魂にふれる革命なのだ。